EDADISMO

Desprecio a los mayores

ISBN: 978-84-933289-9-3

EDADISMO

Desprecio a los mayores

edicionesmasters@gmail.com

Masters 21

En una época en la cual se castigan penalmente y socialmente los desprecios a una persona por su raza, su condición social o su sexo, admitiéndose igualmente las diferencias por creencias religiosas y hasta políticas, resulta increíble que se haya desarrollado, especialmente en los países más avanzados económicamente, el desprecio e incluso hasta los insultos, hacia las personas ancianas, viejas o, simplemente, mayores.

Pero no crean que esta actitud es solamente cuestión de los jóvenes hacia las personas mayores, pues como veremos a lo largo de este libro las propias instituciones políticas y las empresas efectúan un edadismo injustificable que debería ser penable jurídicamente. Basta escuchar los discursos políticos y las valoraciones empresariales, para apreciar que la opinión de los mayores, de los veteranos de la vida, no es tenida en cuenta y las burlas hacia ellos son más frecuentes que los aplausos.

Pero aquí estoy yo, con 79 años bien cumplidos, dando voces y en ocasiones peleando, para que esta lacra acabe cuanto antes pues, a fin de cuentas, tampoco tengo mucho tiempo que perder.

Adolfo Pérez Agustí

A MODO DE RESUMEN

Las personas mayores muy a menudo son víctimas, intencionadamente o no, de prejuicios basados únicamente en su edad. Esto se llama edadismo y por eso nosotros, los mayores, debemos terminar con esas prácticas discriminatorias, Para ello, es necesario que las instituciones den ejemplo y que los ciudadanos y ciudadanas se conciencien de la necesidad de combatir este tipo de comportamientos.

El significado de «edadismo» según la RAE, es la discriminación por razón de edad, especialmente de las personas mayores o ancianas, y su escueta definición nos lleva a momentos cotidianos demasiado frecuentes, a todos los comportamientos discriminatorios, tópicos y actitudes negativas hacia individuos o grupos de personas por su edad, muchas veces avanzada. Demasiado cerca de los delitos de odio.

Según la Organización Mundial de la Salud (OMS), 1 de cada 2 personas en todo el mundo es edadista contra las personas mayores que suman ya 1.000 millones y en el año 2050 serán 1.400 millones..

Lo vemos en las calles, en la soledad de los mayores, en los medios de locomoción urbanos, en las familias. Dicen los expertos en economía y muchos políticos que han prescindido de sus padres, que los ancianos son ya un problema mundial y una rémora económica que puede traer al mundo, especialmente a los jóvenes, a la ruina. De la ruina de los mayores no hablan.

Estos mensajes habituales en los medios de comunicación,han conducido a un estado de salud más deficitario en los ancianos, a su aislamiento social en los asilos o incluso en su propio domicilio, si es que aún lo conservan porque la premura de algunos hijos por quedarse la herencia presiona a los padres a prescindir en vida de todo su patrimonio.

Los mayores, los viejos, son el problema más grave de la economía mundial, insisten los políticos jóvenes, y piden actuar con rapidez y contundencia. Da miedo pensar en qué están pensando esos economistas cuando insisten en que atender la salud de los mayores cuesta cada año miles de millones de dólares a la sociedad en tratamientos médicos ineficaces y asilos. Bueno, lo de los tratamientos médicos ineficaces es cierto pues pretenden tener millones de consumidores de medicamentos, en lugar de curarles. Ya saben, hablan de enfermedades crónicas en lugar de enfermedades no resueltas y así tienen adictos a los medicamentos hasta el fin de sus días.

Así que y puesto que el edadismo en nuestra sociedad está muy presente, es necesaria una reflexión psicológica y jurídica urgente.

Por lo que vemos, la discriminación por razón de edad alta puede adoptar muchas formas diferentes.

Se puede encontrar en simples comentarios sobre las limitaciones físicas o psicológicas relacionadas con la edad, en actitudes que infantilizan a las personas mayores o incluso denigrantes, pero también en ciertas prácticas institucionales, políticas y médicas.

El edadismo surge de la observación del debilitamiento físico y cognitivo de ciertas personas mayores, como los pacientes con demencia, por ejemplo, que se generaliza y se atribuye falsamente al resto de mayores. Considerar que todos son dependientes, vulnerables o incluso menos "útiles" que el resto de la comunidad, algo absolutamente falso, es una valoración que mantiene las desigualdades sociales.

Estos estereotipos suelen llevar a muchas personas a sentir miedo a envejecer, ya que creen que sufrirán estas enfermedades, entre otras cosas. Este temor es la definición de gerontofobia. El edadismo lleva a generalizar de esta manera esa etapa de la vida como "mala", aunque las cifras de enfermos jóvenes y niños en todo el mundo sea superior al de los mayores.

Durante la pandemia del COVID-19 en las residencias de ancianos los mayores morían de soledad y de falta de atención médica pues, no nos equivoquemos, un asilo es un reducto de aislamiento, no un hospital. Se les dejó morir allí porque los hospitales estaban saturados y dieron preferencia a los jóvenes. Llegaron a morir 29.594 ancianos residentes.

El edadismo contra los mayores de 50 años se manifiesta en muchas esferas, como el empleo, la salud, la vivienda y la política, donde sus voces suelen ignorarse o rechazarse. Intenten una de estas dos cosas: conseguir un empleo superados los 50 años de edad, o pedir un crédito hipotecario al banco.

¿Un dato clarificarte?: En el congreso español hay solamente 4 personas mayores de 70 años, de un total de 350.

El presidente Joe Biden, con 80 años, es el de más avanzada edad en la historia de la nación y se le considera inútil no por su inteligencia, sino porque de vez en cuando se resbala. Y esos resbalones los han puesto docenas de veces en la televisión.

Pero en un estudio un 24% de los encuestados dijo que la edad máxima para ser político debería ser 60 años, un 39% prefirió 70, un 23 por ciento escogió 80, y un 5 por ciento se decantó por 90. Otro 10 por ciento se manifestó a favor de otras edades.

El "homo sapiens" primitivo consideraba a los mayores no como una carga, sino como depositarios de la memoria colectiva, considerando la vejez como una antesala especialmente apropiada para la sabiduría.

En la antigua Grecia, algunas figuras emblemáticas de la sabiduría o la literatura como Sófocles, llegaron a alcanzar edades de unos 90 años y Platón escribió su última gran utopía casi octogenario. Los consejos de ancianos estaban compuestos por mayores de 60, incluso en Esparta, y en el senado romano se hacía referencia a que era una "asamblea de ancianos", pero con una connotación de sabiduría y experiencia.

Tipos de edadismo

Edadismo institucional:

Ese que se ejerce desde las instituciones mediante servicios, normas y leyes. También es aquel que hacen las instituciones mediante su lenguaje.

Edadismo inconsciente a nivel personal:

Engloba todas las palabras y acciones que hacen las personas a título personal que discriminan por edad sin darse cuenta.

Edadismo intencionado:

Cuando se discrimina a personas mayores intencionadamente. Suele ejercerse cuando alguien quiere aprovecharse de esa persona mayor debido a su vulnerabilidad.

Ejemplos de edadismo, prejuicios y estereotipos

La discriminación por razón de edad está arraigada en nuestra sociedad y se transmite a través de tópicos recurrentes que sitúan automáticamente al envejecimiento y a las personas mayores en una posición de inferioridad, sin tener en cuenta sus capacidades y su situación personal. Esto se puede ver en muchas de las conclusiones discriminatorias más comunes:

«Todas las personas mayores son inactivas».

¡Falso! Y sería un gran error pensar así. Actualmente, hay unos 600 millones de personas mayores en el mundo, y se prevé que su número se duplique en los próximos años hasta alcanzar los 2.000 millones en 2050. En muchos países, la mayoría de las personas mayores de 60 años gozan de excelente salud y son muy activas físicamente.

En España, en 2022, el número de personas de 65 y más años era de 9.063.493 lo que supone un 19,09 % de toda la población y existen 465.000 mayores de 90 años, casi el 1% de la población española.(48.592.909 millones)

Los avances médicos y especialmente las terapias alternativas, permiten prever una generación de jubilados y jubiladas que esperan el fin de su actividad profesional en muy buen estado para poder dedicarse plenamente a otras actividades y disfrutar de la vida. Algunas de ellas incluso siguen trabajando en empresas familiares o prestan un apoyo indispensable a sus hijos e hijas en el cuidado de los nietos. No obstante y hay que mencionarlo, aún no existe la especialidad médica de "longevidad" para tratar de aumentar el número de longevos.

«Las personas mayores no entienden la tecnología y son incapaces de utilizarla».

Esto es edadismo digital. Una idea preconcebida que está muy extendida y fuertemente arraigada entre las generaciones más jóvenes criadas en la era digital. Las nuevas tecnologías son uno de los sectores en los que hay más discriminación y prejuicios contra las personas mayores. Por eso la Cruz Roja y los Centros cívicos tratan de evitar esto y tienen las aulas de informática aplicada llenas de personas mayores.

«A tu edad, no puedes hacer eso».

Esto es edadismo protector. Las actitudes discriminatorias no son necesariamente fruto de la mala intención, pues se manifiesta a menudo en comentarios o comportamientos de origen benévolos, pero que resultan sobreprotectores para las personas mayores y les privan de sus libertades. Además, la falta de autonomía y el aumento de la dependencia, agudizan sensiblemente la torpeza mental y física.

Dependencia

Esta discriminación se ejerce hacia todas las personas mayores, pero con especial peso en aquellas sin autonomía. Cuando aparece la dependencia, se suele infravalorar a la persona mayor, pero no poder valerse por sí mismo en un aspecto, no implica no poder hacerlo en general. Se debe ayudar a la gente de edad avanzada en aquello que necesitan, pero hay que animarlas a mantener su independencia y capacidad de tomar decisiones si pueden. Negarles eso, es edadismo. Por eso, es muy importante que los cuidados a domicilio se adapten a cada persona, ya que una atención generalizada puede caer en estereotipos y discriminación.

Comunicado de la OMS y otros organismos

La Organización Mundial de la Salud (OMS) advierte de la presencia de actitudes negativas sobre la edad y de sus peligros para la salud, insistiendo:en que las personas mayores que tienen actitudes pesimistas hacia el envejecimiento podrían vivir mucho menos y con menos salud que las que viven bien la vejez.

La OMS lleva mucho tiempo avisando de que la discriminación por edad es "más común que el racismo o el sexismo", con una diferencia: está aceptada socialmente, y no se suele cuestionar en la mayoría de los casos.

Según este organismo internacional, el edadismo no es solamente una forma de pensar que habla de estereotipos por razones de edad, sino una forma de sentir que desarrolla prejuicios y formas de actuar, una discriminación con respecto de los jóvenes hacia los mayores. No sería el comportamiento de la persona sino su edad, lo que llevaría al desprecio.

Y según la ONU el edadismo se basa en la suposición de que las personas mayores presentan deficiencias mentales y físicas debido a su edad. Robert Butler, que acuñó el término ya en 1969, señaló que el prejuicio contra la edad es un prejuicio contra todos, ya que a medida que la longevidad aumenta, terminaremos convirtiéndonos en sus víctimas finales.

Este es el comunicado:

"La edad es una de las primeras características que observamos en otras personas. El edadismo surge cuando la edad se utiliza para categorizar y dividir a las personas por atributos que ocasionan daño, desventaja o injusticia, y menoscaban la solidaridad intergeneracional.

El edadismo perjudica la salud y bienestar de los mayores y constituye un obstáculo importante para la formulación de políticas eficaces y la adopción de medidas relativas al envejecimiento saludable, tal como han reconocido los Estados

Miembros en la Estrategia y plan de acción mundiales sobre el envejecimiento y la salud, en el informe sobre el Envejecimiento Saludable. Se insta a todos los miembros a poner en marcha una campaña mundial de lucha contra el edadismo".

Este informe, elaborado conjuntamente por la OMS, la Oficina del Alto Comisionado de las Naciones Unidas para los Derechos Humanos, el Departamento de Asuntos Económicos y Sociales de las Naciones Unidas y el Fondo de Población de las Naciones Unidas, está dirigido a los encargados de formular políticas, recursos laborales, investigaciones, así como a los organismos de desarrollo y miembros del sector privado y la sociedad civil.

Después de definir la naturaleza del edadismo, se resumen las mejores pruebas sobre la escala, los efectos y los determinantes del edadismo, y las estrategias más eficaces para reducirlo. Concluye con varias recomendaciones de actuación basadas en pruebas científicas para crear un mundo para todas las edades.

Recomendaciones:

¿Cómo luchar contra el edadismo?

Analice sus acciones y palabras desde el punto de vista de la discriminación. Hay que preguntarse: ¿esto que hago o digo puede herir a alguien mayor?

¿Estoy invalidando a una persona simplemente por ser mayor que yo? Todo consiste en reformular las frases.

Hay que detectar el edadismo en los demás.

Está en manos de todas las personas evitar el edadismo, por lo que si detecta una acción o una frase discriminatoria, hay que hacérselo saber a la persona que lo está realizando.

Prevención

Al igual que el racismo o el sexismo, el edadismo se arraiga por el uso y la repetición de comportamientos a menudo inconscientes. Por lo tanto, es necesario informar y sensibilizar para tomar conciencia y comprender los efectos negativos de estas actitudes y poder evitarlas. Al mismo tiempo, es interesante generar empresas que estén dirigidas al público mayor como establecimientos de ropa, películas adecuadas, música, bares y establecimientos de ocio pensados para todas las edades. La mayoría de las empresas están dirigidas a la gente joven, pues consideran que es el consumidor mayoritario, lo que no es cierto.

Jubilación y edadismo

La Organización para la Cooperación y el Desarrollo Económicos (OCDE) recomienda la supresión progresiva de la edad legal obligatoria de jubilación para borrar las actitudes generalistas y discriminatorias hacia la edad, tanto en las empresas como en la sociedad.

La idea es permitir que cada persona elija el momento adecuado para dejar de trabajar, en lugar de imponerlo únicamente en función de la edad.

CAPÍTULO UNO

LA POLÍTICA SOCIAL A NIVEL MUNDIAL

Según un nuevo informe de las Naciones Unidas sobre el edadismo, se calcula que una de cada dos personas en el mundo tiene actitudes edadistas, lo que empobrece la salud física y mental de las personas mayores, además de reducir su calidad de vida, y cuestan cada año miles de millones de dólares a la sociedad en tratamientos médicos ineficaces y pensiones.

NACIONES UNIDAS

"El edadismo perjudica a todos, personas mayores y jóvenes. El problema es que a menudo está tan generalizado y aceptado -en nuestras actitudes y en políticas, leyes e instituciones- que ni siquiera nos damos cuenta de su efecto perjudicial para nuestra dignidad y nuestros derechos", dijo Michelle Bachelet, Alta Comisionada de las Naciones Unidas para los Derechos Humanos. «Tenemos que luchar abiertamente contra el edadismo y entenderlo como una violación de los derechos humanos profundamente arraigada».

En el informe se señala que las políticas y leyes contra el edadismo, las actividades educativas en las que se mejora la empatía y se combaten ideas erróneas y las actividades intergeneracionales para reducir prejuicios, ayudan todas ellas a reducir el problema del edadismo.

Se alienta pues a todos los países y partes interesadas a utilizar estrategias basadas en pruebas, a mejorar la recopilación de datos y la investigación, y a trabajar juntos para crear un movimiento con el que cambiar la forma en que pensamos, sentimos y actuamos en relación con la cuestión de la edad y el envejecimiento y para avanzar en el Envejecimiento Saludable.

Según la Organización de las Naciones Unidas (ONU), el término "personas de edad", se refiere a las personas con 60 años o más.

Principios generales

1) Independencia

- Las personas de edad deberán *tener acceso a alimentación, agua, vivienda, vestuario y atención de salud adecuados,* mediante la provisión de ingresos, el apoyo de sus familias y de la comunidad y su propia autosuficiencia.
- Deberán tener la *oportunidad de trabajar* o de tener acceso a otras oportunidades de generar ingresos.

- Deberán poder participar en la determinación de *cuando y en qué medida dejarán de desempeñar actividades laborales*.
- Las personas de edad deberán tener *acceso a programas educativos* y de formación adecuados.
- Las personas de edad deberán tener la posibilidad de *vivir en entornos seguros* y adaptables a sus preferencias personales y a la evolución de sus capacidades.
- Las personas de edad deberán poder *residir en su propio domicilio* por tanto tiempo como sea posible.

2) Participación

- Las personas de edad deberán *permanecer integradas en la sociedad*, participar activamente en la formulación y la aplicación de las políticas que afecten directamente a su bienestar y poder compartir sus conocimientos y pericias con las generaciones más jóvenes.
- Las personas de edad deberán poder buscar y aprovechar oportunidades de *prestar servicio a la comunidad* y de trabajar como voluntarios en puestos apropiados a sus intereses y capacidades.

- Las personas de edad deberán poder *formar movimientos o asociaciones* de personas de edad avanzada.

3) Cuidados

- Las personas de edad deberán poder disfrutar de los cuidados y la *protección de la familia y la comunidad* de conformidad con el sistema de valores culturales de cada sociedad.
- Las personas de edad deberán tener *acceso a servicios de atención de salud* que les ayuden a mantener o recuperar un nivel óptimo de bienestar físico, mental y emocional, así como a prevenir o retrasar la aparición de enfermedades.
- Las personas de edad deberán tener *acceso a servicios sociales y jurídicos* que les aseguren mayores niveles de autonomía, protección y cuidado.
- Las personas de edad deberán tener acceso a medios apropiados de *atención institucional* que les proporcionen protección, rehabilitación y estímulo social y mental en un entorno humano y seguro.
- Las personas de edad deberán poder *disfrutar de sus derechos humanos y libertades fundamentales* cuando residan en instituciones donde se les brinden cuidados, con pleno respeto de su dignidad, creencias, necesidades e

intimidad, así como de su derecho a adoptar decisiones sobre su cuidado y sobre la calidad de su vida.

4) Autorrealización

- Las personas de edad deberán poder aprovechar las oportunidades para *desarrollar plenamente su potencial.*
- Las personas de edad deberán tener acceso a los recursos educativos, culturales, espirituales y recreativos de la sociedad.

5) Dignidad

- Las personas de edad deberán poder *vivir con dignidad y seguridad* y verse libres de explotación y de malos tratos físicos o mentales.
- Las personas de edad deberán recibir un *trato digno*, independientemente de la edad, sexo, raza o procedencia étnica, discapacidad u otras condiciones, y han de ser valoradas independientemente de su contribución económica.

El 1º de octubre de cada año se celebra el *Día internacional de las personas de edad.*

Informe de la Segunda Asamblea Mundial sobre el Envejecimiento.

Artículo 13

- Responsabilidad primordial de los gobiernos de promover y *prestar servicios sociales básicos y de facilitar el acceso a ellos*, teniendo presentes las necesidades específicas de las personas de edad. Han de trabajar con las autoridades locales, la sociedad civil, incluidas las organizaciones no gubernamentales, el sector privado, los voluntarios y las organizaciones de voluntarios, las propias personas de edad y las asociaciones de personas de edad y las que se dedican a ellas, así como con las familias y las comunidades.

Artículo 15

- Importancia de la función de las *familias, los voluntarios, las comunidades*, las organizaciones de personas de edad y otras organizaciones de base comunitaria para prestar a las personas de edad apoyo y cuidados no estructurados, complementarios a los que proporcionan los gobiernos.

Artículo 16

- Necesidad de fortalecer la *solidaridad entre las generaciones y las asociaciones intergeneracionales*, teniendo presentes las necesidades particulares de los más mayores y los más jóvenes.

Plan de Acción Internacional sobre el Envejecimiento

- Asegurar el acceso universal de las personas de edad *a los servicios sociales básicos en las zonas rurales* y remotas.
- Capacitar a los *profesionales de los servicios sociales* y de la salud para que asesoren y guíen a las personas que están llegando a la vejez sobre los modos de vida saludables y el cuidado de la propia salud.
- Mejorar la *coordinación* de la atención primaria de salud, la atención a largo plazo y los servicios sociales y otros servicios comunitarios.
- Iniciar y promover *programas de formación* para los profesionales de la salud y de los servicios sociales respecto de los servicios y la atención para las personas de edad, incluidas la gerontología y geriatría.
- Los nuevos problemas de los servicios sociales y los sistemas de protección social como consecuencia, por ejemplo, de cambios demográficos y del paro, dificultan *la financiación de los servicios sociales y los sistemas de protección social* en muchos países.

- Alentar a los profesionales de la salud y de servicios sociales y al público en general a que informen sobre los casos en que se sospeche la *existencia de malos tratos* a personas de edad.

A*sistencia y servicios continuados a las personas de edad y apoyo a las personas que prestan asistencia*, a través de las siguientes medidas:

- Mejorar la calidad de la asistencia y el acceso a la asistencia comunitaria a largo plazo que se presta a las personas de edad que viven solas, a fin de prolongar su capacidad para vivir con independencia como posible alternativa a la hospitalización y al ingreso en residencias de ancianos.
- Apoyar a los encargados de prestar asistencia.
- Tomar medidas para garantizar la prestación de asistencia a las personas de edad que no dispongan de apoyo no estructurado.
- Aplicar estrategias para atender las necesidades especiales de las personas de edad que prestan asistencia a personas con discapacidades cognitivas.
- Organizar sistemas de apoyo a las familias para cuidar a las personas de edad.

- Promover la prestación de asistencia comunitaria y el apoyo a la atención familiar tomando en consideración la distribución equitativa entre las mujeres y los hombres de las responsabilidades de los cuidados.

Apoyo a la *función asistencial que desempeñan las personas de edad, particularmente las mujeres de edad*, a través de las siguientes medidas:

- Estimular la prestación de apoyo social y los servicios para aliviar la carga de trabajo, con destino a las personas de edad que atienden a los familiares bajo su cuidado.
- Determinar formas de ayudar a las personas de edad que prestan asistencia a otros, y atender sus necesidades sociales, económicas y psicológicas particulares.
- Fortalecer el papel positivo de los abuelos en la crianza de sus nietos.
- Tener en cuenta, en los planes de prestación de servicios, el número cada vez mayor de personas de edad que proporcionan asistencia a otros.

Informe

En los países en desarrollo la mayoría de las personas de edad seguían viviendo con sus familias, porque así lo querían aquéllas, pues el hecho de que un familiar las cuide en su hogar les proporciona tranquilidad, y ser cuidador puede ser una experiencia gratificante, ya que une a las distintas generaciones y refuerza la familia. Sin embargo, desde principios del siglo XXI todo ha cambiado, especialmente si la persona mayor está obligada a permanecer en cama, está delicada o padece una enfermedad mental como la demencia. La mayoría de los países desarrollados han puesto en práctica la asistencia sanitaria a domicilio y, en algunos casos, han ofrecido un subsidio mensual, aunque lo habitual sigue dos senderos diferentes: uno, las residencias de ancianos, dos, la soledad de los mayores en sus propios domicilios.

Unión Europea

Carta de los Derechos Fundamentales de la Unión Europea

Dedica el artículo 25 y establece que "la Unión reconoce y respeta el derecho de las personas mayores a llevar una vida digna e independiente y a participar en la vida social y cultural", declaración breve, pero expresiva del derecho que se reconoce a las personas mayores. Esta Carta, debe resaltarse, tiene rango jurídico de Tratado de la Unión Europea.

El futuro demográfico de Europa

El envejecimiento de la población de la Unión Europea es el resultado de cuatro tendencias demográficas que operan de modo interactivo:

1) disminución del número medio de hijos por mujer muy por debajo de la tasa de sustitución de 2-1, necesaria para estabilizar el tamaño de la población si no hay inmigración;

2) disminución de la fecundidad en las últimas décadas;

3) número creciente de abortos provocados y apoyados por grupos políticos.

4) hay mayor cantidad de hogares formados por parejas jóvenes que prefieren tener un animal doméstico antes que un hijo.

3) aumento de la esperanza de vida al nacer; y

4) crecimiento de la inmigración procedente de terceros países.

A continuación varias razones sociales:

- En Europa se *valora el trabajo*: más empleo y una vida activa más larga y de calidad. Cuidar a los ancianos supone un problema porque ahora las mujeres se han incorporado a la vida laboral. Además, los mayores de 55 años sin empleo tienen pocas posibilidades de encontrar trabajo, por lo que el abandono en sus domicilios les induce a un mal envejecimiento.

- Para ello serán necesarias reformas de envergadura para fomentar el empleo de los mayores. También hay que velar para que sea realmente posible trabajar más tiempo antes de la jubilación, algo que parece no tener éxito políticamente. Tampoco hay políticas que amplíen las posibilidades de empleo de los trabajadores de edad avanzada.
- Europa debe ser *más productiva y eficiente*. Aunque el envejecimiento de la población puede incluso constituir una gran oportunidad para incrementar la competitividad de la economía europea utilizando el dinero de las pensiones en el mercado de consumo, no hay mensajes en este sentido, Las empresas no parecen interesadas en dirigirse con sus productos a este grupo tan numeroso. Esto afecta a numerosos ámbitos, como las tecnologías de la información y de la comunicación, los servicios financieros, las infraestructuras de transporte, de energía y turísticas.
- Una Europa que *recibe e integra a los inmigrantes*.

  Es preciso ser claros: en los próximos quince a veinte años, Europa seguirá recibiendo una emigración neta importante. Primero, ésta colmará las necesidades de cierto mercado de trabajo europeo, que atraerá a una mano de obra exterior no siempre cualificada.

La parte positiva es que el territorio europeo es muy atractivo para los inmigrantes debido a su prosperidad relativa, a su estabilidad política y a las solicitudes atendidas de reunificación familiar por parte de los inmigrantes.

En el año 2023 llegaron a España 56.852 inmigrantes irregulares

- Europa tiene ahora *finanzas públicas viables*, garante de una protección social y sanitaria adecuada y de la equidad entre las generaciones, aunque pueden ser necesarias reformas adicionales en algunos países, en particular para evitar salidas precoces del mercado laboral, incrementar la edad de cese definitivo de actividad, ofrecer a las personas mayores estímulos financieros para que permanezcan en el mercado laboral y hacer posible que las personas completen sus pensiones de jubilación con pensiones complementarias, garantizando al mismo tiempo un mejor equilibrio entre las prestaciones y las cotizaciones de una persona.

Efectos del envejecimiento en Europa

Por primera vez en la historia, la inmensa mayoría de los ciudadanos europeos pueden llevar una vida activa, sana y participativa hasta edad avanzada, pero la combinación del envejecimiento de la población y las bajas tasas de natalidad requiere el aumento del gasto público. Actualmente, el cuidado de las personas de edad dependientes lo suelen realizar trabajadores inmigrantes en lugar de los familiares, lo que puede suplir la posible falta de trabajadores de esos extranjeros. La mayor tasa de actividad de las mujeres y la creciente movilidad geográfica entre los países europeos por la no necesidad de una visa o permiso de trabajo entre los pertenecientes a la Unión Europea, podrían reducir la necesidad de los cuidados familiares tradicionales.

Otro dato muy significativo es que se piensa que cuidar a un anciano consiste en darle una *medicación abundante el resto de su vida*. Así las farmacéuticas tienen clientes fijos durante muchos años.

En caso de recesión económica:

- Hay que promover la *renovación demográfica en Europa* creando mejores condiciones para las familias. Requiere la adopción de medidas encaminadas a concienciar a la sociedad sobre las necesidades de las familias, pasar a una sociedad favorable a los hijos y crear condiciones que permitan un mejor equilibrio entre la vida familiar y la vida profesional.
- Fomentar *el empleo en Europa* con más puestos de trabajo y vidas laborales más largas y de mejor calidad.

- El reto que plantea el envejecimiento de la población para las finanzas públicas se deriva de la necesidad de costear las pensiones de un número creciente de personas con una población activa en disminución. La prioridad deberá ser garantizar que los jóvenes que no logren entrar en el mercado laboral no inicien una vida de dependencia permanente de las prestaciones de desempleo, y lograr que los trabajadores de más edad que hayan sido despedidos puedan volver a ocupar un puesto de trabajo una vez que haya mejorado la situación del mercado laboral.

  Pero no olvidemos que las pensión de los jubilados revierte en el mercado del consumo.

- Aumentar la *productividad y el dinamismo de la economía europea*; En el próximo decenio, la productividad laboral, que depende en gran medida de los niveles educativos, será un factor determinante del futuro crecimiento económico.
- *Acoger e integrar a los inmigrantes en Europa*; La inmigración de terceros países ha impulsado el crecimiento en varios Estados miembros. Aunque la crisis reduciría las oportunidades de empleo especialmente en los no cualificados, una política de inmigración legal bien organizada podría evitar la escasez de mano de obra a más largo plazo.

- Es necesario que la recesión no interrumpa las reformas de los sistemas de pensiones, de asistencia sanitaria y de cuidados de larga duración ni la reducción de las inversiones en educación e investigación. De hecho, las reformas son ahora más urgentes que nunca. Las medidas correspondientes son primordiales para la fortaleza de la economía europea en el futuro.

Consejo de Europa

Carta Social Europea la cual establece explícitamente que “toda persona de edad avanzada tiene derecho a protección social” (Parte I, artículo 23), texto que se desarrollará más ampliamente en el artículo 23 de la Parte II, que tiene la siguiente dicción literal:

“*Artículo 23: Derecho de las personas de edad avanzada a protección social*

Para garantizar el ejercicio efectivo del derecho de las personas de edad avanzada a protección social, las Partes se comprometen a adoptar o a promover, directamente o en cooperación con organizaciones públicas o privadas, medidas apropiadas orientadas, en particular:

A permitir que las personas de edad avanzada sigan siendo miembros plenos de la sociedad durante el mayor tiempo posible, mediante:

- Recursos suficientes que les permitan llevar una vida digna y participar activamente en la vida pública, social y cultural;
- La difusión de información sobre servicios y facilidades a disposición de las personas de edad avanzada, y las posibilidades que éstas tienen de hacer uso de ellos.
- A permitir a las personas de edad avanzada elegir libremente su estilo de vida y llevar una existencia independiente en su entorno habitual mientras lo deseen y les sea posible hacerlo, mediante:

1- La disponibilidad de viviendas adaptadas a sus necesidades y a su estado de salud o de ayudas adecuadas para la adaptación de su vivienda;

2- la asistencia sanitaria y los servicios que requiera su estado;

3- a garantizar a las personas de edad avanzada que vivan en instituciones la asistencia apropiada, respetando su vida privada, y la participación en las decisiones que afecten a sus condiciones de vida en la institución.

CAPÍTULO DOS

INFORME MUNDIAL SOBRE LA DISCRIMINACIÓN POR MOTIVOS DE EDAD

La discriminación por motivos de edad está presente en muchas instituciones y sectores de la sociedad, incluidos los que prestan asistencia sanitaria y social, el lugar de trabajo, los medios de comunicación y el sistema jurídico. El racionamiento de la atención sanitaria en función de la edad está muy extendido, y se tiende a excluir a las personas mayores de la investigación y la recopilación de datos; lo importante es el rejuvenecimiento, la huída del envejecimiento.

Veamos unos ejemplos:

Los adultos mayores y los jóvenes suelen estar en desventaja en el lugar de trabajo.

La gente se enfada más por los delitos cometidos por delincuentes más jóvenes que por los mayores, y ven estos delitos como transgresiones más graves. La discriminación por razón de edad también influye en estadísticas y los datos en los que se basan las políticas.

En todo el mundo, una de cada dos personas es prejuiciosa con las personas mayores.

En Europa, la única región de la que disponemos de datos, una de cada tres personas afirma haber sido objeto de discriminación por motivos de edad.

La edad alta como posible causa de discriminación da lugar a una casuística de sentencias muy variada, siendo las principales en materia de contratación, modificación sustancial de las condiciones de trabajo, despido y jubilación. Dentro de todas ellas, vamos a destacar las siguientes:

1. Despido por razón de edad

Aunque es difícil que el propio trabajador no acepte la oferta de jubilación anticipada por edad, habitualmente después de los 50 años de edad, los juzgados suelen declarar la existencia de indicios suficientes que determinan la violación del derecho fundamental al trabajo. El trabajador ha sido el único afectado por la medida extintiva, pues su puesto suele ser cibierto por una persona más joven, a pesar de tener evaluaciones positivas de desempeño. Además, las empresas están promoviendo la renovación generacional de la plantilla, incorporando empleados más jóvenes y produciéndose el porcentaje mayor de despidos entre los trabajadores de mayor edad.

Afortunadamente, los objetivos de los trabajadores que alcanzan la edad de 50 años son declarados como nulos por discriminatorios por razón de la edad, con imposición de indemnización adicional por daños morales. Las circunstancias determinantes para llegar a la tal calificación han sido:

- La política de empleo, de dimensión de la plantilla y de los despidos atiende a la edad de 50 años como fecha relevante para su determinación.

- La medida extintiva afecta, en su práctica totalidad, a trabajadores que superan los 50 años.

- La superación de los 50 años suele desencadenar una acceso a nuevas prestaciones en la Seguridad Social y aunque parte de esa edad tiene una alta dificultad para conseguir otro trabajo, el acceso a una prestación del subsidio por superar los 52 años de edad, permite el acceso a la jubilación anticipada llegados los 55 años.

En estos casos, una gran parte de los trabajadores acceden al desempleo sin poner trabas judiciales. Están convencidos de que "no hacer nada, no trabajar" les hará ser felices.

Tampoco debe existir discriminación por razones de edad en un despido colectivo, ni se permiten indemnizaciones diferentes según sean mayores o menores de 60 años.

Tampoco deben existir diferencias en el tipo de trabajo a realizar, aunque la realidad es que cuando la edad supera los 53 años, si las hay. Existen, no obstante, medidas compensadoras para minimizar el perjuicio ocasionado al trabajador próximo a la edad de jubilación, manteniéndole el salario y las cotizaciones, que le permitirán el acceso a la jubilación de forma similar a la que hubiera logrado de no haberse producido la modificación.

El hecho de que la empresa no muestre su conformidad con la solicitud de jubilación activa no puede ser considerado como un indicio de comportamiento discriminatorio, ya que la normativa no impone la obligación a la empresa de prestar dicho consentimiento.

No es discriminatoria por razón de edad la cláusula que impone un límite de edad para la percepción de un complemento de pensión en caso de declaración de Incapacidad Permanente Total (IPT). Se establece la edad de 63 años como límite para la percepción de un complemento en caso de reconocerse una IPT.

Asimismo, en las negociaciones de un convenio colectivo, las partes tienen plena legitimación para limitar temporalmente la mejora establecida o pueden no pactar mejora o pactarla vitaliciamente, sin que ningún pacto intermedio deba tacharse de discriminatorio.

Hubo una oferta de empleo discriminatoria por razón de edad hacia una empresa que realizó una oferta de empleo para cubrir un puesto de comercial, siendo el rango de edad exigido entre los 27 y los 35 años de edad, seleccionando finalmente a un candidato de 32 años. La excusa es que los presuntos clientes solían ser personas jóvenes.

Pero, según el juzgado, dicha justificación no concuerda con la descripción del puesto no se alude a clientes jóvenes, sino a profesionales relacionados con el mundo de la construcción, promotoras y arquitectos, por lo que no existe justificación asociada a la edad.

2. Discriminación sanitaria

Hay una discriminación habitual en materia de asistencia sanitaria y de integridad física, cuando se solicita un cambio en la medicación si el coste de la terapia es muy alto

Auque los juzgados determinan que no hay una norma que establezca el criterio de edad como factor de diferenciación en el acceso al medicamento, muchos informes terapéuticos insisten en que hay enfermedades que ya no podrán ser resueltas por cuestión de edad y se inclinan por los paliativos. Por eso y puesto que no hay una norma vinculante por razones de edad, se alega que la denegación a un tipo de medicamento muy caro está justificada,

¿Para qué insistir si no hay remedios eficaces? Les deberíamos preguntar si este criterio lo aplican también a los niños.

En definitiva, razones de alta edad no justifican el derecho fundamental del paciente al acceso al medicamento solicitado.

CAPÍTULO TRES

EL IMPACTO DE LA DISCRIMINACIÓN POR EDAD

La discriminación por motivos de edad tiene consecuencias graves y de gran alcance para la salud, el bienestar y los derechos humanos de las personas. En el caso de las personas mayores, la discriminación por motivos de edad se asocia a una menor esperanza de vida, una peor salud física y mental, una recuperación más lenta de la discapacidad y el deterioro cognitivo.

Pero veamos esta cifra:

Según la Undécima revisión de la Clasificación Internacional de Enfermedades (CIE-11) efectuada en 2019, una de cada ocho personas en el mundo (lo que equivale a 970 millones de personas) padecían un trastorno mental.

Una de cada 4 personas padecerá un trastorno mental a lo largo de su vida.

EL 50% de los problemas de salud mental en adultos comienzan antes de los 14 años, y el 75% antes de los 18.

El edadismo reduce la calidad de vida de las personas mayores, aumenta su aislamiento socia y la soledad (ambos asociados a graves problemas de salud), limita su capacidad para expresar su sexualidad y puede aumentar el riesgo de violencia contra las personas mayores.

El edadismo también puede reducir el compromiso de los jóvenes con la organización para la que trabajan.

En el caso de las personas, el edadismo contribuye a la pobreza y la inseguridad económica en la vejez, y una estimación reciente muestra que el edadismo cuesta a la sociedad miles de millones de dólares.

POLÍTICA SOCIAL HACIA LAS PERSONAS MAYORES EN ESPAÑA

1. Constitución de 1978

La Constitución española hace referencia a las personas mayores en el artículo 50 señalando que:

"Los poderes públicos garantizarán, mediante pensiones adecuadas y periódicamente actualizadas, la suficiencia económica a los ciudadanos durante la tercera edad. Asimismo, y con independencia de las obligaciones familiares, promoverán su bienestar mediante un sistema de servicios sociales que atenderán sus problemas específicos de salud, vivienda, cultura y ocio".

El Tribunal Constitucional ha tomado este precepto constitucional como fundamento para la posibilidad de establecer medidas de discriminación positiva a favor de las personas en la tercera edad.

2. Promoción de la autonomía personal y de atención a las personas en situación de dependencia (LAPAD)

Las ayudas para mayores son:

- Entre 180 y 455 euros mensuales para cuidadores no profesionales.
- Entre 313 y 747 euros mensuales para el pago de residencias.
- Entre 450 y 570 euros mensuales para el servicio de ayuda a domicilio.

Las prestaciones de dependencia tienen el *carácter de derecho subjetivo*, es decir, son exigibles, están garantizadas por la Administración ante quien se solicitan.

El Estado tiene competencia exclusiva en la regulación de las condiciones básicas que garanticen la igualdad de todos los españoles en el ejercicio de los derechos y en el cumplimiento de los deberes constitucionales. Este sistema se encuentra integrado en el de servicios sociales, no en el de sanidad ni el de Seguridad Social.

Existen *tres grados de dependencia*: grado III o gran dependencia; grado II o dependencia severa; y grado I o dependencia moderada. Cada grado se subdivide, a su vez en dos niveles: nivel 2 cuando la dependencia en el grado respectivo es mayor, y nivel 1 cuando la dependencia en dicho grado es menos acusada.

Se han establecido *tres niveles de protección*:

1) *mínimo*, que está garantizado y financiado por el Estado; 2) *acordado*, que está financiado por el Estado y las comunidades autónomas; y 3) *adicional*, de libre configuración y financiación por las comunidades autónomas.

Planes de acción

El *Plan nacional de Asistencia a los Ancianos de la Seguridad Social* que contemplaba la acción directa (una residencia para pensionistas válidos en cada provincia, para estancias temporales y permanentes; centros geriátricos; hogares y clubes; turnos de vacaciones en residencias y balnearios; atención a domicilio; etc.), generalizó al sistema de pensiones, con implantación de las no contributivas, gratuidad en el acceso al sistema sanitario, y un proceso relativamente rápido de implantación de un sistema público de servicios sociales.

Luego cobró fuerza una nueva visión de la atención gerontológica, en la que se incluye la perspectiva del *envejecimiento activo* y el cuidado preferente en el entorno habitual que consistió en la distribución territorial de créditos a las comunidades autónomas para la realización de programas previstos en el Plan.

Entre los *elementos innovadores del Plan* podemos destacar:

- Planificación de centros de día para personas mayores dependientes, pisos tutelados y sistemas alternativos de alojamiento.

- Actuaciones de *coordinación socio-sanitaria*, prácticamente desconocidas en el sector.
- Se dedican dos áreas de esta planificación a facilitar el *acceso de las personas mayores a los bienes culturales*, a la educación, al aprendizaje y a la participación social.
- Establecimiento de las bases de un modelo público de servicios sociales que puso el lema «envejecer en casa», por primera vez.
- El IMSERSO desarrolló en el Libro Blanco el *Envejecimiento activo,* en el cual se recogen 130 recomendaciones para mejorar la calidad de vida de las personas mayores.

SERVICIOS SOCIALES PARA PERSONAS MAYORES

Por personas mayores autónomas, o activas, entendemos las que se valen por sí mismas, que no se encuentran en situación de dependencia por no necesitar el concurso de tercera persona para la realización de los actos más esenciales de la vida, tales como vestir, comer, levantarse, desplazarse y análogos.

Puede aplicarse a ellas el concepto de *envejecimiento activo* propugnado por la Organización Mundial de la Salud, que lo define como “el proceso de optimización de las oportunidades de salud, participación y seguridad, con el fin de mejorar la calidad de vida a medida que las personas envejecen". El término "activo" hace referencia a una participación continua en las cuestiones sociales, económicas, culturales, espirituales y cívicas, no sólo a la capacidad para estar físicamente activo o participar en la mano de obra. Las personas mayores que se jubilan, están enfermas o en situación de discapacidad pueden seguir contribuyendo activamente con sus familias y comunidades.

El término "salud" se refiere al bienestar físico, mental y social. Este concepto implica, según la OMS, además, que el envejecimiento tiene lugar dentro del contexto de los demás: los amigos, los compañeros de trabajo, los vecinos y los miembros de la familia.

Servicios de atención social primaria

Ayuda a domicilio

La ayuda a domicilio es, por lo general, una *prestación típica de servicio*. Bajo distintas modalidades y nominaciones, ha sido la más característica y la primera en ser instrumentada en la atención familiar de las personas mayores. Ha respondido a una lógica bastante elemental, y por ello quizá, llena de sentido: la persona mayor quiere continuar viviendo en su casa, en su comunidad de vecinos, en su barrio, con los amigos de siempre y con su vida cotidiana de siempre.

Por esa razón, mientras vive en familia, y en especial cuando los hijos abandonan su hogar, y más especialmente todavía cuando sólo vive un miembro de la pareja, el apoyo en el propio domicilio puede ser esencial, aunque no imprescindible, para una buena saludable.

La ayuda a domicilio ha revestido muchas formas. La más común ha sido el apoyo en las tareas domésticas. Las personas mayores, a medida que aumentan sus limitaciones funcionales, tienen mayores dificultades para la realización de la limpieza de la casa, del planchado de la ropa, del desplazamiento para hacer la compra etc. No obstante, en la medida que una persona mayor deja de realizar estas actividades cotidianas así disminuye su capacidad de supervivencia. Se debe insistir en que sigan atendiendo sus propias necesidades y resolviéndolas, aunque no sea de manera rápida ni plenamente eficaz.

Por una parte, es evidente la bondad de la atención en el domicilio, pues con frecuencia es un buen método para continuar con la relación social. El sentirse acompañado e interesado por la vida y problemas del mayor, incluso psicológicos, le puede ayudar mucho a no envejecer en demasía.

Teleasistencia

La teleasistencia tiene por finalidad la atención de las personas mayores que viven solas o que pueden encontrarse en situaciones de emergencia sanitaria o social.

Consiste en la instalación de un instrumento adaptado en el teléfono del domicilio, que se conecta a una central de alarma que funciona día y noche. Dicho instrumento se complementa con la instalación de otros dispositivos sonoros conectados entre sí por radiofrecuencia (suelen ser colgantes o pulseras), de forma que la persona puede moverse tranquilamente por su casa y, ante cualquier emergencia, como enfermedad o caída, pulsa el dispositivo que lleva y se acciona en la central de alarmas el sistema de emergencias. Se avisa, asimismo, a los familiares. De esta forma se procura una asistencia sanitaria y social de urgencia que, de otro modo, no hubiera sido posible ofrecer. Este servicio no sólo funciona a instancias de llamadas del usuario, sino también del personal de la central, a través de llamadas periódicas para interesarse por la situación de aquél. En el supuesto de personas que viven solas en su domicilio, es un magnífico instrumento de comunicación verbal entre ellas y el personal de la central para conocer la situación anímica, sanitaria, nutricional, de horario de vida, etc. de la persona que se encuentra sola en su domicilio.

Se trata de un servicio económicamente muy eficiente, pues implica bajo coste y gran eficacia social. Las nuevas técnicas de localización de personas, GPS y similares, van a facilitar un mayor desenvolvimiento personal con la garantía de que, ante alguna circunstancia adversa, se pueda tener la seguridad de una rápida localización de la persona.

De hecho, estas técnicas ya se están experimentando a nivel de grupos concretos, como por ejemplo personas con enfermedad de Alzheimer en grado incipiente. Estadísticamente, la implantación va aumentando pero apenas cubre el 10% de la población, siendo la edad media de los usuarios de 80 años, con mayor prevalencia de las mujeres. El IMSERSO tiene una teleasistencia gratuita especialmente para mayores de 80 años.

Servicios de proximidad

Aquí se engloban una serie de servicios de gran utilidad para las personas mayores, tales como la *comida a domicilio*, el servicio de *lavandería*, la prestación de *ayudas técnicas* y similares que les permite seguir viviendo en sus propios domicilios.

Servicios de atención social especializada

Entre ellos se citan los más comunes.

Centros de mayores

Reciben este nombre los centros de día para personas mayores activas. Están abiertos, por lo general, desde primera hora de la mañana hasta bien avanzada la tarde. Son centros de reunión, esparcimiento, ocio, tiempo libre y actividades de todo tipo (cafetería, biblioteca, pintura, juegos diversos, bailes, etc.).

Incluso en algunos se incorpora fisioterapia de mantenimiento y terapia ocupacional para personas mayores activas que pueden tener algún grado leve de dependencia. También en algunosa centros se dispensan en ellos comidas a precios bastante reducidos, y actividades lúdicas como excursiones, conferencias sobre salud, salidas externas, etc. que realiza el centro. Si en algo se distinguen estos centros es por su carácter dinámico. Constituyen un lugar donde el mayor se relaciona, sea a través del juego o de otro tipo de actividades, que les proporcionan servicios baratos y, especialmente, la motivación para salir de casa y relacionarse. Pueden realizarse actividades impartidas por los propios mayores como la informática, salud, gimnasia, bailes, grupos musicales y otros.

Pisos tutelados

Son viviendas normales, dentro de un edificio común, que se ofrecen a las personas mayores cuando éstas, por falta de vivienda donde permanecer (desahucio de una vivienda que tenían en alquiler, habitar una vivienda con gran precariedad y situaciones análogas), no disponen de un lugar donde residir. Es una situación intermedia entre la permanencia en el domicilio y la estancia en una residencia para personas mayores válidas. La vivienda es propiedad de la administración competente y a la persona mayor se le ofrece todo en ella, incluidos los muebles y el ajuar.

La administración corre con los gastos comunes del edificio, entre ellos un vigilante, un encargado de mantenimiento durante las horas del día que sean precisas, así como un coordinador del edificio de pisos y una trabajadora social. Las personas mayores hacen su vida en el piso tutelado como si se tratara de su propia vivienda, entre otros hacer la compra, la comida, la limpieza, debiendo pagar sus gastos privativos (luz, gas, teléfono, etc.). Se les llama tuteladas porque en ellas existe una trabajadora social que da apoyo personal a los usuarios de los pisos. Disponen, asimismo, de salas comunes donde poder realizar actividades de formación, de esparcimiento, reunión y otras que les puedan beneficiar. Se observa la gran utilidad de este servicio, especialmente, cuando los pisos tutelados son habitados por matrimonios.

Residencias para personas mayores autónomas

Por diversas circunstancias, entre las que no puede olvidarse nunca la libre elección de la persona mayor, se hace necesario o conveniente que ésta, aun valiéndose por sí misma, habite en una residencia, sea con carácter temporal o permanente. En líneas generales puede decirse que las residencias ofrecen una atención preventiva, habilitadora, rehabilitadora y de cuidados a las personas mayores que, por su situación sociofamiliar u otras causas, no puedan ser atendidos en sus propios domicilios.

Este ingreso en un centro residencial ha de ser siempre voluntario, y contar con el consentimiento expreso, y escrito, de la persona mayor. Lo que es importante señalar es que el residente podrá solicitar la baja voluntariamente.

Las *condiciones de ingreso* como pauta general, incluyen tener 65 años cumplidos, acreditar la residencia en la comunidad autónoma durante un número determinado de años y no padecer enfermedad infecto-contagiosa, ni cualquier otra que requiera atención permanente y continuada en centros hospitalarios. Estos requisitos no son siempre son exigidos, salvo el de la edad, cuando se trata de residencias privadas, que se encuentran sometidas a un riguroso control por la administración pública autonómica, aunque se requiere una prestación económica habitualmente muy alta.

Hay que insistir en que las estancias en residencias pueden ser *permanentes*, pero también *temporales*. Estas últimas tienen por finalidad apoyar a la familia con la que convive la persona mayor, cuando los familiares tienen que ausentarse del domicilio por ingresos hospitalarios, desplazamientos temporales, etc. Las estancias temporales tienen un período máximo de duración, que suele ser de un mes, aunque siempre existe la posibilidad de prórroga cuando existen causas justificadas para ello.

También es necesario destacar que aunque exista personal sanitario adecuado, incluso médico, no se trata de un hospital.

OTROS PROGRAMAS

Vacaciones para Mayores

Se trata de un programa, de gran acogida, iniciado en 2003 por el entonces INSERSO, con el objeto de facilitar la incorporación de las personas mayores a las corrientes turísticas especialmente en épocas de poco movimiento turístico. Se exigen para participar en él ser residente en España, mayor de 65 años, ser pensionista de jubilación del sistema público de pensiones, de viudedad con edad igual o superior a 55 años, de invalidez o prejubilado, y tener en todos estos casos 60 años cumplidos. Puede participar con su cónyuge, a quien no se le exigen requisitos. Pueden participar los hijos con discapacidad con un grado mínimo del 45 por 100, siempre y cuando esta discapacidad les permita viajar y lo hagan acompañados de sus padres compartiendo con ellos habitación. La persona mayor deberá valerse por si misma y no padecer alteraciones de comportamiento que impidan la normal convivencia. Los viajes se realizan a zonas costeras insulares y peninsulares, a precios reducidos, generalmente de una semana; incluyen desplazamiento y estancia a pensión completa en los hoteles. La comercialización se hace a través de agencias, previo concurso público convocado al efecto, con el fin de facilitar la adquisición de billetes. Distintas comunidades autónomas realizan también estos viajes; algunas las han extendido a países europeos.

Balnearios

Este programa proporciona a los pensionistas que por prescripción facultativa precisen los tratamientos que ofrecen los balnearios y que reúnan determinados requisitos, el acceso a precios reducidos a estos establecimientos. Pueden ser beneficiarios quienes sean pensionistas de jubilación y de invalidez de la Seguridad Social, de viudedad o de otras pensiones cuando la persona beneficiaria haya cumplido los 60 años de edad; no padecer trastornos mentales graves que puedan alterar la normal convivencia en los establecimientos, ni enfermedad infecto-contagiosa; valerse por sí mismo; precisar los tratamientos termales solicitados y carecer de contraindicación médica para la recepción de los mismos. La persona solicitante podrá ir acompañada de su cónyuge o de la persona con quien conviva en relación de pareja. Los servicios que se incluyen son: alojamiento y manutención en régimen de pensión completa y en habitaciones dobles de uso compartido; tratamientos termales básicos. Los gastos de desplazamiento a las estaciones termales, tanto los de ida como de regreso, corren a cargo del solicitante.

Universidad para los mayores

Programa ampliamente extendido que inicialmente pretendía que aquellas personas mayores que no tuvieron la oportunidad de estudiar en la Universidad lo pudieran seguir cursos. Hoy ese objetivo es más amplio, pues el programa intenta crear un espacio académico de carácter universitario al que puedan acceder las personas mayores, contribuir a su integración social, mejorar su calidad de vida y, de modo especial, aumentar los conocimientos y el nivel de formación de la persona mayor para que puedan ser más libres. No se requieren titulaciones previas, aunque es necesario realizar un examen de acceso. Se diseñan cursos específicos de tres años duración, con contenidos adaptados a la persona mayor en los campos de humanidades, ciencias, informática, idiomas, filosofía, física, etc. Las asignaturas son impartidas por profesores universitarios. Posterormente, en la segunda fase, se trata de cursos monográficos específicos, más profundos, pudiendo entrar incluso como alumno oyente en cualquiera de los cursos habituales universitarios, conviviendo con los jóvenes estudiantes. Hay un pequeño copago.

CONCLUSIONES

Nuestra Constitución hace referencia a los mayores en su artículo 50: "Los poderes públicos garantizarán, mediante pensiones adecuadas y periódicamente actualizadas, la suficiencia económica de los ciudadanos durante la tercera edad. Asimismo, promoverán su bienestar mediante un sistema de servicios sociales y atenderán sus problemas específicos de salud, vivienda, cultura y ocio".

Hay que tener en cuenta que nuestros mayores actuales tuvieron en sus años jóvenes grandes adversidades políticas y económicas, mucho más intensas que las que han tenido generaciones posteriores.

Un informe estatal de mayo del 2024 alega que el mayor problema económico de España es el pago de las pensiones a los mayores.

El mayor problema según este estudio elaborado por gente joven son las pensiones, dinero que procede de las aportaciones que anteriormente hicieron los pensionistas.

Los mayores, además, creen que su misión es ayudar a los jóvenes aunque ellos mismos se van perjudicados en sus propias necesidades.

El descenso de la natalidad y el aumento de la esperanza de vida hacen necesaria la atención pública a este sector. Además, finalizada la vida laboral, no es suficiente el sistema de pensiones para cubrir muchas necesidades, en su propio hogar, en el ámbito de su familia, pues la unidad familiar –a veces reducida y por consiguiente con dificultades para servirle de apoyo-, implica que las personas mayores estén asustadas. El problema básico es que se considera que las personas mayores van a necesitar siempre personas que les cuiden. Por ello, los servicios sociales tratan de ayudarles, en lugar de potenciar su fortaleza.

CAPÍTULO CUATRO

MEDICAMENTOS

Dos estudios examinaron los efectos de los estereotipos del envejecimiento y establecieron que tenían un efecto significativo en la memoria de los adultos mayores, y se asociaron con reacciones negativas. Cuando había comportamientos edadistas a su alrededor, los adultos mayores pudieron contrarrestar el impacto de estos estereotipos negativos si las señales eran relativamente sutiles, pero los estereotipos intensos les suprimieron la respuesta adecuada. Se hicieron torpes condicionalmente.

Los hallazgos enfatizan la importancia de los factores socio culturales que terminan por determinar la memoria de los adultos mayores y contribuyen a que no sepan reaccionar, asumiendo la tristeza..

En una prueba realizada con adultos de 30 años y en otra con adultos de 72 años, se observó que las secuencias grabadas en video sobre los efectos secundarios de ciertos medicamentos, se vió que los adultos mayores, particularmente aquellos con un mayor rendimiento de la memoria de trabajo, tendían a recordar más información negativa que les conducía a un peor lenguaje. Los adultos jóvenes, sin embargo, no acusaban estos efectos.

Los hallazgos respaldaron la hipótesis de que hay una relación entre la medicación y las cualidades mentales en los adultos mayores.

Medicamentos que afectan a la mente:

Medicamentos hipnóticos (benzodiacepinas)-. Se suelen recetar para dormir, entre ellos el Zolpidem y el Zaleplon, especialmente en residencias y hospitales,. Generan en poco tiempo confusión, aumento del riesgo de caídas y problemas con el pensamiento o la memoria en adultos mayores. Crean dependencia.

Medicamentos tranquilizantes (clorazepam, diazepan) cuyo uso crea somnolencia, mareos, confusión, problemas de memoria, problemas de equilibrio y coordinación. Crean dependencia.

Medicamentos anticonvulsivos (carbamazepina) que ocasionan pérdida de la coordinación muscular.

Antidepresivos tricíclicos (amitriptilina), crean confusión, falta de concentración, pérdida de la memoria y disminución de la capacidad para relacionarse .

Estatinas (empleadas contra el colesterol), impiden la absorción de los fosfolípidos cerebrales y producen alteraciones cognitivas..

Medicamentos para dormir (eszopiclona), crean hábito y torpeza mental diurna.

Fármacos para la incontinencia (anticolinérgicos).

Estos medicamentos se han asociado a un mayor riesgo de demencia por el bloqueo del neurotransmisor acetilcolina imprescindible para la memoria..

Antihistamínicos (difenhidramina). En el cerebro, inhiben la actividad en los centros de memoria y aprendizaje.

Corticosteroides, pueden causar confusión y pérdida de memoria.

Medicamentos contra la acidez estomacal (Omeprazol) ocasionan mayor riesgo de demencia y carencia crónica de vitamina B12..

Los betabloqueantes, utilizados para la hipertensión y en afecciones cardíacas, contribuyen al deterioro cognitivo a largo plazo o a la demencia.

Estos medicamentos constituyen una terapia habitual en los ancianos, incluso de por vida, generando por separado y mucho más cuando se aplican uno o más juntos, serias alteraciones cognitivas pero que son consideradas como propias de la edad avanzada y por tanto, no se suprimen. Son la causa más habitual de las alteraciones cognitivas del anciano y las alteraciones neurológicas.

Deberían suprimirse de la terapia habitual pero, muy al contrario, se mezclan entre ellos y se recetan de por vida, año tras año. Es imposible justificar tales tratamientos.

CAPÍTULO CINCO

PREJUICIOS HABITUALES

A partir de estudios anteriores, sabemos que los adultos mayores rara vez se distraen más con el habla irrelevante que los adultos más jóvenes, lo cual es notable y anula la hipótesis de que los adultos mayores se distraen más con el habla emocional irrelevante que los adultos más jóvenes. En una prueba que se realizó con cuarenta y ocho personas de edad media 22 años y 48 personas mayores de 68 años se afianzó esta teoría que demuestra que la condiciones emocionales no provocaron un efecto sobre la memoria para el habla irrelevante.

Estereotipos de edad

Hay un estereotipo que sugiere que dos dimensiones subyacentes, competencia y calidez, organizan las percepciones estereotipadas asociadas con cualquier grupo social de la sociedad.. La competencia es el grado en que un grupo social se caracteriza como inteligente y capaz, y la calidez es el grado en que el grupo social se considera amigable y agradable.

Una evaluación negativa de un grupo social en estas dos dimensiones debería estar relacionada con actos discriminatorios contra este grupo, influyendo más el entorno cultural.

Prejuicio paternalista

Las investigaciones han demostrado que las personas mayores suelen sentir lástima hacia sí mismas y sugiere que los afectos y comportamientos intergrupales puede ocasionar comportamientos discriminatorios con falta de respeto y negligencia; Si las personas mayores piensan que su grupo de edad es percibido de manera paternalista y condescendiente, disminuirá su propia autoestima.

Prejuicio envidioso

Algunas personas y sociedades pueden percibir que las personas mayores intentan con éxito obtener más control sobre recursos escasos, como la riqueza y el empleo, y por lo tanto se las considera desagradables y poco confiables.. Según el modelo de contenido estereotipado, estos sentimientos de envidia suelen ocasionar conductas discriminatorias (por ejemplo, exclusión y rechazo). Por lo tanto, las personas mayores que piensan que los demás las perciben de esta manera pueden volverse hostiles. El dinero y el bienestar no son admitidos como imprescindibles en los mayores, sino como algo inapropiado. "Ya tuvieron su momento -dicen".

Prejuicio despectivo

También pueden ser objeto de prejuicios despectivos si se les considera una carga para la sociedad por contribuir menos de lo que se benefician. Este prejuicio despectivo provoca conductas dañinas como la exclusión y conductas paternalistas degradantes. Por lo tanto, las personas mayores que piensan que su grupo de edad es tratado con un prejuicio despectivo y aquellos que viven en sociedades que perciben a las personas mayores de esta manera, deben denunciar una mayor discriminación por edad.

Normas sociales de intolerancia al prejuicio de edad.

Algunos individuos están más motivados que otros para evitar sufrir prejuicios y lo mismo puede decirse de sociedades cuyas normas en torno al prejuicio y la expresión del prejuicio pueden diferir. A pesar de la mucha investigación en psicología social sobre este asunto, hasta donde sabemos, la motivación para no tener prejuicios no se ha estudiado hasta la fecha.

Es probable que las normas contra el prejuicio puedan crear un clima social en el que las minorías sociales se sientan más o menos aceptadas y que esto también debería estar relacionado con sus percepciones de discriminación.

Una norma ampliamente compartida de no expresar prejuicios podría ser el resultado de cambios legislativos que protejan los derechos de las personas mayores, o podría surgir de estándares políticamente correctos ampliamente acordados, como los valores culturales, que en conjunto puedan crear una presión social externa en la sociedad para valorar la tolerancia y evitar los prejuicios.

Variable de criterio

Se realizaron tres preguntas:

¿Con qué frecuencia, en el último año, alguien ha mostrado prejuicios contra usted o lo ha tratado injustamente debido a su edad?

¿Con qué frecuencia en el último año ha sentido que alguien le faltó al respeto por su edad, por ejemplo ignorándole, criticándole o siendo excesivamente condescendiente?

¿Con qué frecuencia en el último año alguien le ha tratado mal debido a su edad, por ejemplo insultándote, abusando de usted o negándole servicios?

La proporción de personas mayores que obtuvieron una puntuación superior a 1 en este índice (es decir, que sufrieron discriminación por edad una o más veces durante el último año) oscila entre el 24% (Suecia) y el 76% (República Checa), con una media general del 43%.

Las percepciones de estatus se midieron con la pregunta "¿Dónde ubicaría la mayoría de la gente el estatus de las personas mayores de 70 años?" (0 = estado extremadamente bajo a 10 = estado extremadamente alto). El estatus se definió para los encuestados como referencia al prestigio, posición social o posición en la sociedad.

Normas sociales

De acuerdo con investigaciones anteriores , encontramos que si las personas mayores creen personalmente que su grupo de edad es visto como de menor estatus social y que los demás sienten lástima, desprecio y envidia hacia ellos y los estereotipan negativamente, también informan haber experimentado más discriminación por edad. El hecho de que diferentes tipos de emociones, que hasta cierto punto podrían considerarse incompatibles (por ejemplo, envidia y desprecio), fueron predictivos de discriminación por edad sugiere que suele haberlo.

Metapercepciones sociales

Las metapercepciones sociales con respecto al estatus de las personas mayores y las emociones específicas de lástima y envidia que se sienten hacia ellas, son reales. Los resultados de estatus y lástima son consistentes pero el hallazgo es que la envidia se relaciona negativamente con las personas mayores.

Por ejemplo, se suele retratar a la generación del baby boom como alguien que se jubila con buena salud, tiene una educación relativamente alta, recursos financieros sólidos y disfruta de un estilo de vida cómodo. Esto puede conducir a una percepción compartida de las personas mayores y de la jubilación que provoca envidia, pero de un tipo benigno que implica la motivación para mejorar la propia posición y lograr los mismos objetivos, a diferencia de un tipo malicioso, que es la motivación. para causar daño. En un contexto social en el que las personas mayores son vistas de esta manera, es posible que no sufra mucha discriminación por edad. Por otro lado, los adultos mayores que personalmente creen que otros envidian a su grupo de edad pueden ser especialmente sensibles a cualquier práctica discriminatoria que interpreten como una expresión de una forma maliciosa de envidia.

CAPÍTULO SEIS

NECESIDADES REALES DE LAS PERSONAS MAYORES

Estas conclusiones suelen estar elaboradas por personas jóvenes, por tanto sesgadas, quienes hacen los planes basándose en estereotipos. Indudablemente el número de personas muy mayores -80 años y más- se ha incrementado, y suman ya 850.000 de los cuales 150.000 viven solos, aunque estas cifras ya no están actualizadas. Otra cifra aún más reafirmante es que hay más de 500.000 personas entre los 90 y 100 años y casi 20.000 superan los 100 años de edad.

En Madrid hay al menos 1.015.588 personas mayores de 65 años,

En España, según los datos estadísticos del Padrón Continuo (INE) a 1 de enero de 2022, había 9.479.010 personas mayores, un 19,97% sobre el total de la población.

En total, más de 1,7 millones de personas mayores de 70 años en España viven solas y son quienes registran niveles más bajos de felicidad.

Las proyecciones para 2040 sugieren que podría haber más de 14,2 millones de personas mayores y ser un 27,4% de la población en España

Volcados los políticos en el movimiento inmigratorio, se han olvidado de los mayores, un crecimiento que está superando al resto de países europeos. Pero a los políticos les preocupa el dinero que deben destinar a a este sector especialmente en sanidad y las pensiones, olvidando que los pensionistas solamente reciben el dinero que entregaron anteriormente. Y puesto que hombres, mujeres, jóvenes y mayores tienen los mismos derechos, no hay ningún sector de la población que deba tener prioridades.

Si algo caracteriza al sector de personas mayores es su diversidad, tanto físicamente, mentalmente, como económicamente. Es un grupo heterogéneo, contra la opinión que, en ocasiones, algunos tienen. Si hace unas décadas la edad legal de jubilación marcaba generalmente un antes y un después, en la actualidad la edad de jubilación es el comienzo de una nueva etapa, en la que se deja de trabajar en un empleo remunerado, pero no por eso necesariamente dejar de tener actividades. Incluso hay mayores que participan voluntariamente en trabajos de ayudas a los de su misma edad, sea en la Cruz Roja, Residencias o Centros Cívicos de ayuda al mayor, tal como efectúa desde hace años el autor de este libro.

Frente a estos “mayores jóvenes” jubilados, existe el colectivo de personas de edad cuyo deterioro físico les impulsa a pedir ayuda oficial, especialmente porque su entorno familiar es muy reducido.

Si a las anteriores características añadimos la diferenciación por género, por ingresos económicos, por nivel cultural, por participación social, etc., comprobaremos que no existe un perfil único de personas mayores.

Así que si tuviéramos que definir un perfil de la persona mayor en la sociedad actual española, diríamos que, en términos generales y según los estudios sociológicos, la mayoría de las personas mayores se sienten tales cuando han sobrepasado la edad de 70 años, no tanto por su estado mental, sino por el trato que les dan los familiares.

Sus temores ante el envejecimiento son por este orden:

1. pérdida de la salud, especialmente en cuanto al término enfermedades crónicas
2. deterioro físico, mayoritariamente torpeza y fortaleza.
3. pérdida de autonomía, pues muchos de ellos dicen necesitar ayuda para las labores cotidianas.
4. soledad, agudizada más en los varones.
5. sentimiento de inutilidad, que es reflejada por los familiares y la sociedad.
6. pérdida de amigos y familiares, algo difícil de suplir.
7. y pérdida de memoria, patrón que le es reiterado por su entorno familiar..

Estereotipos sesgados

Los estereotipos que la sociedad tiene sobre las personas mayores son, por orden de prevalencia, los siguientes:

1. no pueden valerse por sí mismos y necesitan cuidados;
2. son diferentes, cada uno con una situación distinta;
3. constituyen una carga;
4. están muy solos, sin apoyo familiar o social;
5. algunos ayudan a la familia y a otras personas;
6. no tienen obligaciones.

Pero algo ha cambiado, pues aunque ahora los mayores no siguen en el ámbito familiar que han creado, con nietos, hijos y pareja a su alrededor, tal y como ocurría en épocas anteriores, una gran cantidad de personas mayores están satisfechos con su situación, más en el medio rural que en el urbano; incluso dos de cada tres considera su situación mejor que la de sus padres. Otras cifras aleccionadoras dicen que el 68 por 100 mantienen contacto diario con sus hijos e hijas; además el 70 por 100 de los abuelos cuidan o han cuidado a los nietos, e incluso un 49 por 100 lo hace a diario. ¿Dónde está, pues, la preocupación por el envejecimiento de la población?

Existen otras variables importantes, como el nivel de formación y su situación económica.

Aunque ha mejorado con respecto a generaciones anteriores, casi un 10 por ciento tienen estudios superiores.

Por lo que se refiere a su situación económica, aunque más de la mitad no alcanzan los 1000 euros al mes y apenas se iguala con el coste de la vida, poco a poco se intenta mejorarla. Referente a esto hay que insistir en que el dinero que cobran los jubilados revierte en la economía de su país, por lo que en lugar de suponer una carga para la sociedad son el sostén de la economía.

Necesidades principales

1) mantenimiento de un buen sistema de *salud* que atienda sus peculiaridades;

2) prevención del riesgo de pobreza, sobre todo en edades más avanzadas, lo que implica un sistema de *pensiones* que responda a las necesidades del momento, desde la comida a la vivienda.

4) ofrecimiento de oportunidades de *empleo* para quienes lo deseen, algo que es casi inalcanzable actualmente;

5) creación y mantenimiento de servicios sociales que complementen las necesidades anteriores, tanto para las personas mayores autónomas como para las dependientes.

Así se dice en un texto de Naciones Unidas, *"los países desarrollados tienen que ampliar la prestación de cuidados oficiales a largo plazo para las personas mayores, incluida la vida en centros especializados, y organizar servicios alternativos para que las personas mayores puedan envejecer en su hogar si así lo desean"* (Naciones Unidas, 2007:9).

Ha de tenerse en cuenta, por otra parte, que el envejecimiento de la persona lleva aparejado *pérdidas y cambios*.

Pérdidas

Pérdidas de carácter afectivo (parte de los seres queridos desaparecen) y de facultades biológicas; cambios psicológicos y en el papel social que la persona venía desempeñando.

Las pérdidas que afrontan nuestros mayores son estresantes, siendo conscientes de que en su ambiente cada vez disponen de menos medios sociales para afrontar los problemas; es decir, menos personas con quienes compartir experiencias, menos control físico y natural sobre el ambiente, imposibilidad de que su crítica sea asumida por las autoridades económicas y políticas.

Este proceso de envejecimiento será distinto para cada persona, de ahí que sea precisa una intervención social individualizada que apoye una redefinición activa de la identidad personal y social del sujeto, teniendo en cuenta su perfil concreto y sus necesidades de carácter biológico, psicológico y social.

Cambios

Las políticas sociales dirigidas a la tercera edad deben fomentar las actividades de ocio y desarrollo personal para las personas mayores, y subrayar la contribución que realizan al bienestar social, tanto como miembros de la familia, como en su aportación a través de la iniciativa social, mediante la participación activa en asociaciones, o la creación de asociaciones formadas por mayores que tratan de convertir su experiencia en soporte para las iniciativas y proyectos de los más jóvenes.

Sin embargo, las asociaciones de mayores no cuentan casi nunca con personas jóvenes que partticipen con ellos, formándose allí guetos en los cuales todos son mayores. Ningún joven siente interés en estar con ellos y nos atreveríamos a asegurar que si algún joven se incorporase a sus actividades sería ibjeto de burla entre sus amigos..

CAPÍTULO SIETE

CÓMO DETECTARLO

Lo vemos en las calles, en la soledad de los mayores, en los medios de locomoción urbanos, en las familias. Dicen los expertos en economía y muchos políticos -que han prescindido de sus padres-, que los ancianos son ya un problema mundial y una rémora económica que puede traer al mundo, a los jóvenes, a la ruina. Estos mensajes habituales en los medios de comunicación, han conducido a un estado de salud más deficitario en los ancianos, a su aislamiento social en las residencias o incluso en su propio domicilio, si es que aún lo conservan. Los mayores, los viejos, son el problema más grave de la economía mundial, insisten, y piden actuar con rapidez y contundencia. Da miedo pensar en qué están pensando esos economistas. Por eso aplauden la eutanasia.

El edadismo se produce cuando la edad se utiliza para categorizar y dividir a las personas provocando daños, desventajas e injusticias. Puede adoptar muchas formas, como prejuicios, discriminación social y política, así como prácticas educacionales e institucionales que perpetúan creencias estereotipadas.

La naturaleza del edadismo

La discriminación por motivos de edad se refiere a los estereotipos (cómo pensamos), prejuicios (cómo sentimos) y discriminación (cómo actuamos) dirigidos a las personas en función de su edad cronológica, la que figura en su documento de identidad. Puede ser institucional, interpersonal o autodirigida.

Institucional

El edadismo institucional se refiere a las leyes, reglas, normas sociales, políticas y prácticas de las instituciones, que restringen injustamente las oportunidades y perjudican sistemáticamente a las personas por su edad. Alegando que se les protege (¿de qué?), se les margina y controla.

Interpersonal

Surge en las interacciones entre dos o más individuos. El edadismo comienza en la infancia y se refuerza con el tiempo. Desde una edad temprana, los niños a causa del entorno que les rodea, desarrollan ya unos estereotipos y prejuicios culturales como considerar que lo más importante en su vida y su futuro son los conocimientos memorísticos, algo que interiorizan para conseguir aprobación. Las personas mayores utilizan estos estereotipos para hacer inferencias y guiar sus sentimientos y comportamientos hacia personas de distintas edades y hacia sí mismas. El abuelo cuida de los nietos, los padres hacen su trabajo.

La discriminación por motivos de edad a menudo se cruza e interactúa con otras formas de estereotipos, prejuicios y discriminación, como la discapacidad, el sexismo y el racismo. Según esta valoración lo importante sería la fuerza y la cultura, antes que los buenos sentimientos.

Las múltiples formas de prejuicios agravan las desventajas y empeoran aún más los efectos de la discriminación por edad en la salud y el bienestar de las personas.

Autodirigido

Se produce cuando se interioriza y se vuelve contra uno mismo. Tal es la influencia que la sociedad ejerce sobre las personas mayores que ellos mismos se discriminan y se minusvaloran. Se reúnen en pequeños grupos sociales de gente de su misma edad en los cuales los jóvenes no tienen cabida (salvo para cuidarles), y se recrean hablando de sus males, sus penurias, la soledad y su negro futuro. Y así hasta que las horas pasan y les recuerda que deben ir a comer. Su amigo preferido es el médico que les receta medicamentos que no le curarán, pero al menos les escucha durante los escasos diez minutos de la consulta.

¿Hay algo más explícito que los viajes del IMSERSO llenos de gente mayor y dirigidos por un joven?

Informes sesgados

En la actualidad el edadismo se filtra en muchas instituciones y sectores de la sociedad, incluidos los que brindan atención sanitaria y social, así como en el lugar de trabajo, los medios de comunicación y el ordenamiento jurídico. El planteamiento sobre cuestiones sanitarias basado únicamente en la edad está bastante extendido y en una revisión sistemática de 2020 se concluía que en el 85% de los 149 estudios revisados, la edad determinaba quién recibía determinados procedimientos o tratamientos médicos, especialmente quirúrgicos. Investiguen en las listas de espera de los servicios públicos de salud y sabrán de qué les hablo.

Pero también es un problema para los muy jóvenes, pues además de las personas adultas más mayores, también los más jóvenes se ven a menudo desfavorecidos en el lugar de trabajo, y el acceso a una educación y formación especializada que se reduce significativamente con la edad. Aunque el desprecio hacia los muy jóvenes suele ocasionar repulsa, cuando se manifiesta hacia los mayores de 50 años se justifica y con frecuencia se ignora. "Ya tuvieron su momento –dicen- ahora que dejen el espacio a los jóvenes". Como si no hubiera sitio para todos.

"El edadismo contra las personas mayores ocurre con frecuencia, no está reconocido, no se lucha contra él y tiene consecuencias de largo alcance para nuestra economía y sociedad», dijo Maria-Francesca Spatolisano, Subsecretaria General de Coordinación de Políticas y Asuntos Interinstitucionales del Departamento de Asuntos Económicos y Sociales de las Naciones Unidas. *«Juntos podemos evitar este problema. Únanse al movimiento y luchen contra el edadismo».*

Las consecuencias son graves y amplias para la salud y el bienestar de las personas mayores pues se asocia con una peor salud física y mental, un mayor aislamiento social y soledad, una mayor inseguridad financiera, una menor calidad de vida y unas mayores tasas de muertes prematuras. Se calcula que 6,3 millones de casos de depresión en ancianos en todo el mundo son atribuibles al edadismo. El problema se entremezcla con otras formas de prejuicios y desventajas, como las relacionadas con el sexo, la raza y la discapacidad, lo que tiene un efecto negativo sobre la salud y el bienestar de la población.

Imaginen un anciano o anciana que cuente con ilusión el nuevo amor que acaba de conocer y su intención de casarse con él. El piso, la cuenta bancaria y hasta parte de la herencia pasarán a ese nuevo amor. Llega la rebelión de los hijos.

Los padres jóvenes se pueden divorciar y casarse de nuevo y hasta irse de luna de miel.

Se darán besos delante de los hijos y familia y hasta por la calle. Imaginen esa misma circunstancia en dos ancianos de 80 años. Se les tratará como dos dementes.

«La pandemia ha puesto de relieve las vulnerabilidades de las personas mayores, especialmente las más marginadas, las cuales suelen enfrentarse a actitudes discriminatorias, que se superponen a diferentes obstáculos, por ser pobres, vivir con discapacidades, ser mujeres que viven solas o pertenecer a grupos minoritarios», dijo Natalia Kanem, Directora Ejecutiva del Fondo de Población de las Naciones Unidas. *«Hagamos que esta crisis marque un punto de inflexión en la forma en que vemos, tratamos y respondemos a las personas mayores, para que juntos podamos construir el mundo de salud, bienestar y dignidad que todos queremos para todas las edades».*

Pero estas conclusiones tan alentadoras, contrastan con la idea de que el edadismo cuesta miles de millones de dólares a nuestra sociedad. En los Estados Unidos de América (EE.UU.), un estudio de 2020 mostraba que el edadismo, en forma de estereotipos negativos y de la imagen desfavorable que tienen las personas de sí mismas por motivos de edad, conducía a un exceso de costos anuales de 63.000 millones de dólares en relación con las ocho enfermedades que más gastos generaban.

Eso equivale a 1 dólar de cada 7 empleados en esas enfermedades para el grupo de todos los estadounidenses mayores de 60 años durante un año.

En Australia se calcula que si un 5% más de personas de más de 54 años tuviera trabajo, se generarían cada año 48.000 millones de dólares en la economía del país.

En el informe publicado por la Organización Mundial de la Salud (OMS), la Oficina del Alto Comisionado para los Derechos Humanos (ACNUDH), el Departamento de Asuntos Económicos y Sociales de las Naciones Unidas (DAES) y el Fondo de Población de las Naciones Unidas (UNFPA), se pide actuar con urgencia para luchar contra el edadismo y realizar evaluaciones e informes sobre este problema con miras a revelarlo como lo que es: una sigilosa pero devastadora desgracia para la sociedad. Menos mal que estos informes no reinciden en culpar a los mayores de los problemas económicos de la población.

La respuesta para controlar la pandemia del COVID-19 ha mostrado lo extendido que está el edadismo y tanto el discurso público como las redes sociales que estereotiparon a las personas mayores. En algunos contextos, la edad se ha utilizado como único criterio en el acceso a la atención médica y a terapias que presuntamente salvaron vidas y en el ordenamiento de confinamientos.

Y en las residencias de ancianos los mayores morían de soledad y de falta de atención médica pues, no nos equivoquemos, un asilo es un reducto de aislamiento, no un hospital. Se les dejó morir allí porque los hospitales estaban saturados y dieron preferencia a los jóvenes.

Debo contarles mi experiencia en el Hospital 12 de octubre de Madrid, cuando ingresé por COVID. Una vez realizadas las pruebas pertinentes en las cuales me diagnosticaron neumonía bilateral y fallo renal grave, el médico me dijo que me podía morir sino me intubaba. Le dije que no admitía esa terapia pues los datos recibidos hasta entonces eran que un porcentaje muy alto de enfermos morían por la excesiva presión de oxígeno en los alveólos, terminando en el crematorio a las pocas horas. El médico insistió de malas maneras y le amenacé con llamar a la policía si insistía en ponerme una terapia que no admitía por peligrosa. Afortunadamente llegó otro especialista que sugirió que me llevasen a planta para ver mi evolución. Finalmente, me recuperé totalmente sin secuelas. Seguramente si hubiera sido más joven no me hubiesen tratado así.

Relacionado con esto el Dr. Tedros Adhanom Ghebreyesus, Director General de la OMS dijo:.

"Ahora que los países trabajan en la recuperación y reconstrucción con motivo de la pandemia, no podemos permitir que estereotipos, prejuicios y actitudes

discriminatorias basadas en la edad reduzcan las oportunidades para garantizar la salud, el bienestar y la dignidad de las personas en todas partes"

Una de las excusas es el exceso de costos en la atención médica:

En los Estados Unidos de América, el edadismo ha generado en un año costos adicionales por valor de US$ 63 millones en tratamientos de una amplia gama de problemas de salud. En conjunto, eso supone que un dólar de cada 7 empleados en los mayores son para tratar las llamadas enfermedades crónicas que -dicen- no tienen solución por cuestión de edad. No tienen solución, pero sí tienen clientes devotos durante el resto de sus vidas. En por eso que las ocho enfermedades que más gasto generan al año son aquellas que afectan a los mayores de 60 años. El exceso de gasto en atención médica y psicológica debido al edadismo se calculó a partir de los siguientes datos:

a) El número de personas mayores aumenta en todo el mundo.

b) La prevalencia de edadismo (contra otra persona o contra uno mismo) suele ser comentada por los mayores así: "Te tratan con menos educación o respeto que a las personas más jóvenes".

c) Los mayores aseguran que "Sólo por hacerse mayor ya es normal olvidarse las cosas".

Lo que no explican es la similitud del cerebro humano con un disco duro del ordenador: cuantos más datos tiene más se fragmenta. Un joven rescata cualquier dato, pues la información acumulada es mucho menor.

d) Otra frase descorazonadora: “Cuanto más mayor me hago, más inútil me siento”.

En el Departamento de Asuntos Económicos y Sociales de las Naciones Unidas (DAES), arraigado en la Carta de las Naciones Unidas y guiado por la transformativa Agenda 2030 para el Desarrollo Sostenible, no existe una política para una protección adecuada al mayor. Aunque tratan de promover la inclusión, reducir las desigualdades y erradicar la pobreza, siempre se refieren a niños o personas potencialmente activas. Y puesto que ahora promocionan más los abortos que la ayuda para el embarazo, ya podemos deducir por donde van los políticos. Si repasamos sus ofertas vemos que promueven que todos los embarazos sean deseados, y si no es así, las facilidades para el aborto son ya mundiales. Impulsan la sexualidad, no los embarazos.

Tengan en cuenta estos datos:

En el congreso español hay solamente 4 personas mayores de 70 años, de un total de 350.

El presidente Joe Biden, con 80 años, es el de más avanzada edad en la historia de la nación. Se quiere establecer una edad máxima.

En una encuesta un 24% dijo que la edad máxima debería ser 60 años, un 39% prefirió 70, un 23 por ciento escogió 80, y un 5 por ciento se decantó por 90. Otro 10 por ciento se manifestó a favor de otras edades.

Pero según los datos obtenidos en una encuesta realizada a 83.034 personas en 57 países, una de cada dos personas tiene actitudes moderada o altamente edadistas (es decir, estereotipos y prejuicios), lo que ocasiona daños en la salud de los afectados a través de tres vías, la psicológica, la conductual y la fisiológica.

Traten de pedir un crédito hipotecario si tienen más de 60 años de edad y sabrán qué piensan los bancos de las personas mayores.

CAPÍTULO OCHO

EXTRATEGIAS A SEGUIR

Los factores que aumentan el riesgo de perpetrar el edadismo contra las personas mayores son: ser más jóvenes, ser hombres, estar preocupados por la muerte y tener menos estudios. También, tener más edad, ser dependiente de cuidados, tener una esperanza de vida sana inferior en el país y trabajar en determinadas profesiones o sectores profesionales, como la alta tecnología o la hostelería.

Los factores que reducen el riesgo de perpetrar la discriminación por motivos de edad tanto contra los más jóvenes como contra los mayores, son tener ciertos rasgos de personalidad y un mayor grado de interacción intergeneracional.

Tres estrategias para reducir la discriminación por motivos de edad

Se ha demostrado que hay tres estrategias eficaces para reducir la discriminación por motivos de edad:

- Estrategia 1: Política y legislación

Las políticas y las leyes pueden utilizarse para reducir la discriminación por edad hacia cualquier grupo. Pueden incluir, por ejemplo, políticas y legislación que abordan la discriminación y la desigualdad por motivos de edad y las leyes de derechos humanos. Fortaleciendo las políticas y leyes contra la discriminación por motivos de edad se logra mediante la adopción de nuevos instrumentos a nivel local, nacional o internacional y modificando los instrumentos existentes que permiten la discriminación por edad. Esta estrategia requiere mecanismos de aplicación y organismos de control a nivel nacional e internacional para garantizar la aplicación efectiva de las políticas y leyes contra la discriminación, la desigualdad y el racismo.

- Estrategia 2: Intervenciones educativas

Las intervenciones educativas para reducir la discriminación por motivos de edad en todos los niveles y tipos de educación, comienza desde la escuela primaria hasta la universidad, y en contextos educativos formales y no formales.

Las actividades educativas ayudan a mejorar la empatía, disipar ideas erróneas sobre los diferentes grupos de edad y reducir los prejuicios y la discriminación, proporcionando información precisa y ejemplos que contrarresten los estereotipos.

- Estrategia 3: Intervenciones de contacto intergeneracional.

El objetivo es fomentar la interacción entre personas de distintas generaciones. Este contacto puede reducir los prejuicios y estereotipos intergrupales, lográndose algo muy eficaz y también son prometedoras para reducir la discriminación por motivos de edad contra los jóvenes.

Tres recomendaciones para la acción

Estas recomendaciones pretenden ayudar a las partes interesadas a reducir la discriminación por motivos de edad. Ponerlas en práctica requiere un compromiso político, la participación de diferentes sectores, y actores y adaptaciones específicas al contexto. Cuando sea posible, deben aplicarse conjuntamente para maximizar su impacto sobre la discriminación por motivos de edad.

- Recomendación 1:

Invertir en estrategias basadas en la evidencia. Debe darse prioridad promulgándose leyes, e implementando intervenciones educativas y de contacto intergeneracional..Para marcar la diferencia estas estrategias deben adaptarse y probarse, y luego ampliarse una vez que se haya demostrado que funcionan en el nuevo contexto:

- Recomendación 2:

Mejorar los datos y la investigación para comprender mejor la discriminación y cómo reducirla.

Mejorar nuestra comprensión de todos los aspectos de la discriminación por motivos de edad -su magnitud, sus repercusiones y sus factores determinantes- es un requisito previo para reducirla. Deben recopilarse datos en países, especialmente en los de renta baja y media, utilizando escalas de medición fiables.

Las investigadoras Alana Officer y Vânia de la Fuente-Núñez, encargadas de la Campaña Global para Combatir el Edadismo, explicaron que el contacto limitado entre diferentes generaciones y los cambios de rol de las personas mayores en la sociedad actual, pueden ser dos de las principales causas de este problema.

Combatir con leyes y educación la discriminación por edad, es lo que piden ambas organizadoras, que definen el edadismo de la siguiente manera:

Incluye tres dimensiones: estereotipos, prejuicios y discriminación hacia las personas en base a su edad.

"Básicamente el edaísmo afecta nuestros pensamientos, sentimientos y acciones hacia las personas en base a su edad cronológica o la percepción de que son demasiado jóvenes o demasiado mayores para ser o hacer algo. Aunque el edadismo puede afectar a personas de cualquier edad, las personas mayores suelen ser las más afectadas".

CAPÍTULO NUEVE

LA EDAD COMO CAUSA DE DISCRIMINACIÓN LABORAL Y SOCIAL

Dentro del ámbito laboral se rompen cada vez más los tópicos relativos tanto a la falta de capacidad de los trabajadores de más edad para adaptarse, reciclarse o adquirir nuevos conocimientos o competencias, como a otras cuestiones como el coste de su contratación o sus limitaciones a causa de la salud.

La gestión del talento senior requiere de un compromiso firme por parte de la Dirección laboral, estableciendo planes y medidas concretas que deben ser monitorizadas y evaluadas. Además, la normativa recoge expresamente la prohibición de discriminación por razón de edad. Y esta protección se extiende no solo al acceso al empleo, sino también al desarrollo específico del contrato de trabajo y a las condiciones de prestación de la actividad productiva, la promoción profesional, incluso la extinción de la relación laboral o los estadios previos a la vida misma del contrato.

Como consecuencia, son nulos y sin efecto los preceptos reglamentarios, las cláusulas de los convenios colectivos, los pactos individuales y las decisiones unilaterales del empresario.

También son nulos los pactos en materia de retribuciones, jornada y demás condiciones de trabajo, que den lugar a situaciones de discriminación directa o indirecta desfavorables por razón, entre otras cuestiones, de la edad. Igualmente, es nulo el despido que tenga por móvil alguna de las causas de discriminación prohibidas en la Constitución o en la ley, o bien se produzca con violación de derechos fundamentales y libertades públicas del trabajador. Pero, como ya sabemos, el Derecho tiene muchas aristas, por lo que vamos a ver qué están diciendo los tribunales al respecto.

Últimos pronunciamientos judiciales

La edad como posible causa de discriminación da lugar a una casuística de sentencias muy variada, siendo las principales en materia de contratación, modificación sustancial de las condiciones de trabajo, despido y jubilación. Dentro de todas ellas, vamos a destacar las siguientes:

1. La edad como causa de discriminación

Despido objetivo nulo discriminatorio por razón de edad. Se declara la existencia de indicios suficientes que determinan la violación del derecho fundamental denunciado. El trabajador ha sido el único afectado por la medida extintiva; su puesto de trabajo no se ha amortizado siendo cubierto por una persona más joven, a pesar de tener evaluaciones positivas de desempeño.

Además, la empresa está promoviendo la renovación generacional de la plantilla, incorporando empleados más jóvenes y produciéndose el porcentaje mayor de despidos entre los trabajadores de mayor edad. Esto es tan habitual, que es raro que no conozcamos una o varias personas que han sido despedidas con una jubilación anticipada, aunque no figure entre las causas la disminución del rendimiento por razones de edad. Se prefiere otorgar una indennización, antes que permitir al mayor seguir en su puesto de trabajo. Incluso, y esto es habitual, se le cambia de puesto de trabajo, lugar y horario para coaccionarle a que acepte el despido.

En teoría, los despidos objetivos de los trabajadores que alcanzan la edad de 50 años son declarados como nulos por discriminatorios por razón de la edad, con imposición de indemnización adicional por daños morales. Las circunstancias determinantes para llegar a la tal calificación han sido:

- La política de empleo, de dimensión de la plantilla y de los despidos atiende a la edad de 50 años como fecha relevante para su determinación.
- La medida extintiva afecta, en su práctica totalidad, a trabajadores que superan los 50 años.
- La consideración legal de la superación de los 50 años, como dato relevante para acceso a prestaciones de Seguridad Social vinculadas a la objetivación de que a partir de

esa fecha existe mayor dificultad de acceso al empleo -prestación del subsidio por desempleo sin cargas familiares a partir de los 52 años o incremento de la prestación de incapacidad permanente, llegados los 55 años.

Edadismo en:

PROFESORADO EN TECNOLOGÍA, HISTORIA, MEDICINA, ECONOMÍA

No parece que en el mundo de la enseñanza exista animadversión hacia los profesores mayores e, incluso, suelen ser valorados mejor que los jóvenes. No obstante, podríamos dejar un poco al margen de esta buena valoración a los expertos en **tecnologías modernas** pues, se da por admitido que los profesores jóvenes tienen una cualidad innata hacia la informática, quizá porque la han utilizado desde niños y se han familiarizado con ellas con facilidad. Eso es cierto ya que las técnicas informáticas, ordenadores, internet, móvil, creación de programas e incluso video juegos, han podido integrarse en la vida cotidiana de los niños. Además, los progresos y los avances son continuos y es fácil quedarse atrás, al menos para dedicarse a la enseñanza.

En la **historia** puede ser que exista cierttos problemas, ya que es más una cuestión de memoria que de aprendizaje continuado. No obstante, y aunque los hechos históricos no se pueden cambiar, las razones por las cuales dieron lugar a ellos si requiere experiencia de vida y saber razonarlos para evitar que los alumnos se conviertan en meros cuadernos de notas.

También son muy apreciadas las personas mayores que ejercen como **bibliotecarios** y quienes trabajan en los **museos**, pues suelen tener una memoria adquirida que les lleva a saber el origen de las cosas, su situación física en el edificio, y las razones que les permitió alcanzar renombre y permanencia.

En **medicina** los médicos experimentados son altamente valorados, aunque en la cirugía pueden tener limitaciones físicas para lograr una precisión en su trabajo. No obstante, en los hospitales la figura de un médico mayor es altamente considerada y aunque en los tratamientos siga utilizando los procedimientos más antiguos no por ello se le descalifica.

Las materias **económicas** obliga a un entendimiento adecuado para estar al día, incluso con la inteligencia artificial, pero parece ser que la solución es que los maestros en economía trabajen juntos con los más jóvenes y así puedan elavorar informes bastante acertados, lo que no es fácil.

GRUPOS MUSICALES MODERNOS Y ORQUESTAS DE MÚSICA CLÁSICA, ASÍ COMO INTÉRPRETES.

Afortunadamente, las **cantantes** más veteranos (Tom Jones tiene 84 años y sigue en activo) e incluso alguno de los **grupos clásicos** (Rolling Stones que se crearon en 1962), permanecen en el tiempo y venden sus discos aunque sus intérpretes sean mayores. Es más, la antigüedad les proporciona un interés más alto. Y esto es muy significativo en la **música clásica, en la ópera** (Plácido Domingo 83 años y Josep Carreras 78 años) **y zarzuela**, así como en los grandes compositores. La parte negativa es que la denominada música rockera no parece interesada en los veteranos y vemos que en los anuncios pidiendo músicos se limita la edad hasta los 50 años.

REDES SOCIALES

La revolución tecnológica hace que las generaciones más jóvenes se manejen de forma mucho más ágil en las redes sociales, elemento comunicativo de primera magnitud en la sociedad actual que jugaría a su favor, pero no debemos olvidar que las anteriores generaciones ya se han incorporado sin problemas en este mundo. Pero la parte negativa de las redes sociales es la abundancia de Fake news, bulos, exageraciones e insultos al contrario que resulta casi imposible de evitar, confundiendo al electorado.

Basta mirar cualquiera de las muchas llamadas para relacionarse para ver que el factor edad está claramente definido: apenas se hacen llamadas a las personas mayores, aunque ahora parecen aumentar aquellas citas sin límite de edad, incluso admitiendo a las personas de 70 años.

También vemos que la mayoría de los "influencers" son personas muy jóvenes, esbeltas y muy dicharacheras. Intenten buscar a alguien mayor de 50 años y verán pronto que es un empeño fallido.

POLÍTICA

LA EDAD DE LAS ÉLITES POLÍTICAS

¿Cuál es la edad ideal para un líder político?; ¿Es positivo que personas con determinados achaques y lapsus propios de edades avanzadas continúen en labores de primer nivel de gestión? Es muy probable que no exista una respuesta perfecta a las preguntas anteriores, pues la capacidad para estar sano o enfermo depende de muchos factores, no solamente de la edad. Además, si bien una persona joven puede proyectar un halo de vitalidad y constituirse como un elemento de atracción hacia el electorado, la juventud implica en la mayoría de las ocasiones una experiencia profesional y vivencial limitada, y ello tendrá indefectiblemente su reflejo a la hora de gestionar situaciones y equipos.

Incluso la IA (Inteligencia Artificial), las modificaciones mediante el Phostoshop y los vídeos con imágenes insertadas, son capaces de aplaudir o descalificar a cualquier personaje político. Y otro tanto ocurre con los medios de difusión, periódicos, revistas y cadenas de televisión y radio, los cuales en lugar de buscar la imparcialidad se ponen de parte de algún grupo político a cambio de prevendas y ayudas económicas, tergiversando la realidad tanto como sea necesario. Sin olvidar los gavinetes de encuestas, especialmente el **CIS** (Centro de Investigaciones Sociológicas) un organismo autónomo, pero que al estar adscrito al Ministerio de la Presidencia es criticado por su falta de imparcialidad. Sus estudios sobre la realidad social ya no son creíbles.

Sería interesante efectuar una encuesta veraz sobre la intención de voto y preferencias políticas de las personas en función de su edad, así como publicar la edad de los candidatos que se presentan a los diferentes comicios. Es fácil adivinar que los candidatos mayores de 60 años apenas existen, quizá porque no son del agrado de la población ¿o sí? La experiencia en la vida y la política debería ser un factor muy positivo para dirigir un país, pero mucho me temo que no lo es. El edadismo político es deprimente.

Los jóvenes aportan, qué duda cabe, vitalidad, impulso y atrevimiento, pero quizá para gestionar algo tan complicado como es la política de un país se necesita más experiencia, tolerancia, humildad y paciencia para los momentos de crisis.

La edad media de los diputados en España es de: Unidas Podemos (43,6 años), Ciudadanos (44), PSOE (47,3), PP (48,4), Vox (49,3), Bildu (53), PNV (54,8). La edad promedio de los diputados se ha mantenido invariable en las últimas cinco legislaturas, desde 2011 hasta la actualidad y los 48 años es la edad promedio en cada una de ellas.

El diputado de más edad del Congreso, Agustin Zamarron de 78 años, deja el escaño. Es médico y apoya la Ley de Eutanasia y el aborto..

En la antigua Roma, se buscaba la unión entre los ancianos (senatus) y el pueblo (populus), y ocuparon siempre un papel central en la sociedad. Si repasamos la historia vemos que todas las comunidades del mundo han reservado un lugar especial y de honor a sus mayores y hasta el «homo sapiens» primitivo consideraba a los mayores no como una carga, sino como depositarios de la memoria colectiva, siendo la vejez la antesala para la sabiduría. Las tribus más escondidas tenían a los chamanes como las personas a quien había que escuchar y obedecer, los mismo que han hecho los grupos gitanos con los patriarcas.

En la antigua Grecia, algunas figuras emblemáticas de la sabiduría o la literatura –Solón o Sófocles– llegaron a alcanzar edades muy avanzadas, de unos 90 años. Es el caso de Platón, que escribió su última gran utopía casi octogenario.

El consejo espartano estaba compuesto por mayores de 60 e instituida por el legendario Licurgo, mientras que los romanos constituyeron el «Senatus», etimológicamente «la asamblea de ancianos», mientras que Cicerón, que escribe un «De Senectute», o el legendario Séneca, era igualmente muy mayores en su plenitud filosófica.

En nuestra época dos de cada tres senadores estadounidenses sobrepasan ampliamente la franja de los 62 años. La senadora Dianne Feinstein falleció a los 90 años, aunque la longevidad del político Mitch McConnell, fue la mayor excusa para descalificarle. El senador republicano Strom Thurmond que se jubiló en 2003 a la edad de 100 años ejerció casi medio siglo como senador de Carolina del Sur y el senador Charles Grassely, tiene 90 años.

Pero algo ha cambiado en la mentalidad de los norteamericanos en función de la edad, y una muestra de ello son las críticas que ha recibido el presidente Joe Biden (nacido en 1942) no por sus palabras y sus hechos, sino por los traspies que ha tenido, según dicen, a causa de su edad.

Estos resbalones han sido mostrados repetidas veces en las televisiones de todo el mundo para descalificarle.

ARTISTAS DE CINE, PINTORES, ESCRITORES

Ahora hablaremos de las **estrellas del cine** que aún están en actvo en el año 2024, como es el caso de Clint Eastwood.

También significativos son Nehemiah Persoff de 101 años, aunque ahora se dedica a la pintura, Betty White de 99 años recientemente entrevistada en el programa *Saturday Night Live*, Glynis Johns de 97 años, Angela Lansbury de 95 años que recibió el Oscar Honorífico en el año 2013, Dick Van Dyke de 95 años que en 2018, con más de 90 años, participó en *El regreso de Mary Poppins y* Eva Marie Saint de 96 años que rodó *Cuento de invierno* en el año 2014, entre otros.

Entre los **pintores** figura el español Luis Torras nacido en 1912 que falleció a los 112 años, Anna Mary Robertson Moses que vivió 101 años y ese año pintó 25 cuadros. También Mary Delany que trabajó hasta los 88 años completando un total de 1.500 obras

Y como escritores están Manuel Patrocinio Algarín Palma que tiene 104 años, el poeta chileno Nicanor Parra que sumó 103 este año,

Ernesto Cardenal nicaraguense que nació en 1925, Amparo Dávila de 1928 considerada la reina mexicana del terror, así como Nélida Piñón brasileña nacida en 1937.

DEPORTES

Indudablemente en los deportes profesionales es difícil encontrar personas que tengan más de 50 años, pues el rendimiento muscular y la resistencia aeróbica disminuyen. Sin embargo, en quienes practican deportes no profesionales es frecuente encontrar personas de edades altas, incluso superior a los 70 años.

Quien escribe este libro, por ejemplo, lleva casi 50 años practicando artes marciales y aún ahora, con 79 años, sigo impatiendo clases de Ninjutsu en tres gimnasios. Los alumnos entienden que mi experiencia y conocimiento es superior a los profesores más jóvenes y se encuentran plenamente satisfechos y seguros con mis instrucciones.

Así que, dependiendo el deporte o la actividad física, la edad no supondrá un freno, y habrá buen rendimiento en senderismo, Tai chi, artes marciales, Pilates, tiro al arco, expedición por montañas, espeología, etc. Sin embargo en los deportes competitivos como el fútbol, rugby o baloncesto, por ejemplo, la edad es muy determinante.

Como aliciente, hay que mencionar que hay actividades que pueden incluso mejorar con la edad: la velocidad, la precisión, el timing, la resistencia anaeróbica o la intuición, todas ellas se ejercitan en las artes marciales.

CRUZ ROJA Y ONG

Estos dos organismos, habitualmente estatales, disponen entre su personal de una gran cantidad de voluntarios mayores que efectúan su ayuda con gran efectividad. La experiencia y el deseo de ayudar, de ser útiles, de entregar el legado de su conocimiento son muy apreciados, a lo que hay que añadir que por tratarse de jubilados, no reciben ninguna remuneración económica, aunque sí afectiva.

EJÉRCITO Y POLICÍA

También aquí la "veteranía en un grado", y salvo casos históricos muy reconocidos, un coronel o un general suelen ser personas muy mayores y curtidas. No obstante, en los momentos más conflictivos y duros, las personas jóvenes son insustituíbles.

Aunque la jubilación en España se otorga a partir de los 65 años, en la actualidad se está forzando la jubilación a los 45 años lo que ocasiona una falta de experiencia.

En Estados Unidos, sin embargo, la jubilación se permite a los 70 años de edad después de 30 años de servicio, por eso tienen el mejor ejército del mundo.

MEDICINA

Debería ser la actividad que más se preocupase de los mayores, pero algo falla cuando han legalizado el aborto, destruyendo así una vida humana antes de nacer y, segundo, han legalizado la eutanasia, incluso bajo petición del enfermo. Dos crímenes que deberían tener su castigo penal pero, en su lugar, reciben buenos sueldos quienes lo ejecutan.

Si a esto añadimos ciertas especialidades médicas como son la geriatría (tratamiento de las enfermedades de la vejez), gerontología (estudio de las causas del envejecimiento) y el desarrollo de las técnicas de rejuvenecimiento, vemos que la longevidad es la especialidad menos interesante para ellos. Parece que cumplir muchos años hasta alcanzar al menos los 120 de vida, no supone para la clase médica un aliciente en su profesión.

La medicina actual ha desarrollado tratamientos paliativos en lo que denominan como enfermedades crónicas, esto es, enfermedades no resueltas que obligan a los enfermos a tomar medicamentos de por vida y acudir a los facultativos continuamente

Que estos mismos tratamientos desarrollen a su vez enfermedades iatrogénicas, no parece preocuparles.

Seguro que hay muchos médicos por todo el mundo que desearían cambiar esto y que les gustaría que en las universidades se estudiara con interés la asignatura de LONGEVIDAD.

CAPÍTULO DIEZ

ENVEJECEMOS O CAMBIAMOS

El temor a envejecer acelera el envejecimiento y este diálogo interno de temor es el resultado de la experiencia de separación de la sociedad activa y de alienación en un segmento social no valorado. Lo opuesto al temor es la tranquilidad, no como un mero sentimiento, sino como una experiencia de conectividad con el Todo, de unidad con la naturaleza, de ser parte de todo el proceso biológico cósmico. El sentido de la vida es un concepto muy importante que podría equipararse a la satisfacción laboral, pero no es lo mismo, aunque sí sabemos que la satisfacción en el trabajo es una de las determinantes más importantes. No obstante, si es así, en la jubilación pueden surgir problemas psicológicos graves, pues hemos dejado de hacer lo que tanto nos gustaba y no hay nuevas alternativas satisfactorias ¿o sí?

El concepto básico, es que el Universo no tiene piezas sobrantes y por lo tanto no estaría completo si no fuera por nosotros. Somos una gota en el océano universal, pero el océano no existiría sin nosotros. Cada uno tiene una misión en la vida y una vez que conoces tu misión, vivir para ello es tu obligación.

Es muy importante saber desde temprana edad porqué estamos aquí. Una vez que sabemos esto, la vida cobra sentido, porque el Universo es como un rompecabezas del cual todos formamos parte y que estaría incompleto si tú y yo no estuviéramos.

Es importante que disfrutemos de lo que hacemos. Como dijo Mark Twain: "tu vacación y tu vocación deben ser la misma cosa". También se observa que la gente con diálogos internos muy egocéntricos, siempre yo, no viven tanto como aquella gente cuyo diálogo interior es ¿cómo puedo ayudar o colaborar? Es una biología totalmente diferente.

En los hogares de ancianos hay que introducir actividad mental y aunque hacer crucigramas, jugar a las cartas o al ajedrez es constructivo, debemos procurar que se introduzcan en el mundo de la informática, de los video juegos, quizá más adecuados para conseguir mezclarnos en el lenguaje de los jóvenes. El cine es otra buena opción al estar elaboradas las películas por buenos escritores y técnicos. Además, los intérpretes suelen dar pautas de movimiento y lenguaje que ayudarán a tener nuevas habilidades sociales.

Si esto lo complementamos con la meditación trascendental, la alternancia del silencio total y la actividad dinámica cotidiana, tendrá mayor efecto.

Estas actividades contribuyen a una mejor salud y longevidad, pero debe quedar claro que no estamos a favor de las residencias de ancianos. Suelen ser centros donde hijos aparentemente amorosos se desembarazan de sus padres, después de controlarles sus bienes materiales.

El cuerpo es, en realidad, un caudal de inteligencia, un río de energía inteligente que se renueva constantemente, pero esta renovación es poco entendible cuando nos damos cuenta que nuestros vasos sanguíneos se van estrechando, sus paredes se vuelven rígidas y poco permeables dificultando el transporte del oxígeno a nuestro cerebro. Que nuestras articulaciones están sumidas en el mismo problema, al igual que el hígado, supuestamente que cambia sus células al completo cada seis semanas, pero la insuficiencia sigue ahí. La razón de eso, es que nuestro aspecto exterior ha cambiado y el patrón energético se ve influido por esa misma experiencia física. Así que...¿el envejecimiento es esencialmente mental? ¿Y si no existieran los espejos? Los psicólogos dicen que tenemos unos 60.000 pensamientos por día, y si nos detenemos a meditar sobre esto no entenderemos porqué siguen siendo tan similares a los de ayer. Quizá es que se siguen fabricando literalmente por hábito o por comodidad.

Dentro de todas las cosas que hemos realizado hace un año, seguramente la mayoría las hemos repetido. No hay muchas novedades.

Así que tampoco podemos esperar que nuestras células deseen cambiar. Pero algo nos demuestra que no es tan sencillo. Si observamos un cáncer de pulmón en una radiografía y lo comparamos con el mismo cáncer de pulmón de hace seis meses, ¿estaremos observando el mismo cáncer, físicamente hablando? No, porque los carbones, nitrógenos, hidrógenos, etc. que conforman ese cáncer son nuevos con respecto a seis meses atrás.

Así que si dejamos a un lado la terapia de atacar duramente a ese cáncer mediante un ejército de rayos y medicamentos, lo mejor sería pedirle simplemente que se vaya o que deje de crecer, lo cual significa que tengo que reestructurar el patrón energético, los patrones de inteligencia, las memorias celulares que producen el cáncer. Eso es lo que, en última instancia, podría producir una verdadera curación, lo que hoy llamamos una remisión espontánea. No hay nada intrigante al respecto. En verdad, hacemos eso todos los días de nuestras vidas, sino estaríamos muertos a los pocos años de nacer. ¿Qué ocurre para que llegado un momento no podamos remitir la involución y la decrepitud?

¿Está entonces en el pensamiento la clave de la longevidad? El cuerpo humano renueva unos 500 billones de células por día. Alrededor de un 1% de éstas, son mutaciones y por lo tanto, son células cancerígenas.

Todos tenemos estas células en el cuerpo por un tiempo, pero no enfermamos de cáncer porque el cuerpo sabe cómo deshacerse de ellas mediante brillantes impulsos de inteligencia que se transforman en interluking, interferón, factores de necrosis humanos, o en todas esas fabulosas medicinas que se producen dentro de nuestra propia farmacia corporal. Y si no se producen las podemos ingerir. Nuestro cuerpo tiene los receptores para estas sustancias, y cuando se trata de productos orgánicos los reconoce como propios y sabe utilizarlos. La mayoría de ellos no van a suplir a los propios, sino a estimular la producción en cada órgano.

Si la receta es sabia, llegarán rápidamente al órgano que las necesita y así comenzará el proceso de autocuración, un proceso que no requiere ningún esfuerzo adicional. Si lo pudiéramos hacer un poco más conscientemente, entonces lo amplificaríamos; y luego tendríamos la llamada curación milagrosa, aunque no hay nada de milagroso. Se trata solamente del milagro de ayer, pero la ciencia de hoy. Así que aunar la mente con los productos naturales dará un resultado óptimo.

Recordamos que nuestro cuerpo está compuesto de átomos, fluctuaciones de energía, apareciendo, desapareciendo, chocando, similarmente al espacio intergaláctico.

Realmente, no es un vacío de nada, sino que es una plenitud de inteligencia no material que interactúa consigo misma y crea la apariencia física de la materia. El modo en que percibimos algo, es lo que hace que se convierta en realidad para nosotros y por eso debemos dejar de percibir y hablar de nuestro cuerpo como una escultura congelada, como materia. Porque en un nivel de percepción, es efectivamente materia, pero también es un campo de infinita transformación. Es información.

Si nuestra percepción del cuerpo es sólo material, nuestra experiencia del mismo también será la de una escultura congelada. Mediante una adecuada visión interna podremos cambiar nuestro metabolismo, pues el conocimiento es el mejor purificador. Teniendo en cuenta que en el universo no existe desgaste, solamente existen ciclos rítmicos de descanso y actividad y una transformación interminable, ¿por qué no pensar simplemente en transformarnos de nuevo en lugar de hablar de envejecimiento?.

¿El planeta Tierra está mejor o peor por el simple hecho de llevar milenios rotando sobre su eje o de girar alrededor del sol? Siendo mi cuerpo parte del Universo, no hay desgaste, sino solo ciclos rítmicos de descanso y actividad. Estos, son partes de un reloj biológico interno. Sin embargo, influimos sobre ese reloj, según cómo experimentemos el tiempo .

Precisamente, estos fenómenos hacen que la vida física sea proyectada desde la conciencia, y que el cuerpo tenga una inmensa capacidad de transformación, lo que permite revertir el envejecimiento humano. ¿Es esto verdaderamente posible o sólo se trata de ciencia-ficción? Sabemos que el promedio de vida está aumentando, lo mismo que el número de centenarios, siendo posible dentro de poco alcanzar los 120 años de vida, y con buena salud.

En sociedades muy longevas, como en Georgia, Rusia, la vejez es concebida a partir de personas que van haciéndose más sabias y más responsables. Allí, la conciencia colectiva tiene una noción distinta del envejecimiento, lo que es muy importante, ya que para quebrar la prisión del envejecimiento, es necesario abandonar la visión social que concibe el avance de la edad básicamente como un paulatino deterioro físico y psicológico. Por eso, debemos admitir que solamente llegan a centenarios aquellos que desean llegar.

Quienes asocian vejez con enfermedad, demencia y dolor, nunca llegarán a ser viejos saludables. Se programan desde jóvenes para no llegar a viejos. Así que la Ley de la Atracción les dice: ¿No te gusta ser viejo? Pues de acuerdo, no te gustará.

Ciertamente, no es posible retroceder la edad cronológica, aquella que figura en nuestro documento de identidad, pero sí es posible revertir el proceso de envejecimiento. Esto significa actuar sobre la edad psicológica (cómo nos sentimos y cómo ejercemos la edad cronológica) y sobre los 15 marcadores biológicos de ésta: presión sanguínea, tasa metabólica, densidad ósea, regulación de la temperatura, contenido de grasa, capacidad aeróbica, nivel de colesterol, masa muscular, fuerza muscular, niveles de hormonas, tolerancia al azúcar, sistema auditivo, visión, inmunidad y estado de la piel.

Investigaciones científicas que se han venido realizando desde hace ya más de 50 años, a partir de la década del 70, han descubierto que cada uno de esos marcadores puede revertirse hasta 15 años. Al igual que en el universo, todo es reciclable en el ser humano: las moléculas y células del cuerpo, las emociones y los pensamientos. El cambio de uno de los marcadores biológicos de la edad produce el cambio de todo el resto de ellos, pero cuando todos éstos cambian a la vez el cambio es intenso.

Existen diversas técnicas para modificar los marcadores biológicos. Para esto, hay que actuar a nivel del cuerpo físico (energía o materia, prana o ki en otras tradiciones); del cuerpo sutil (mente, intelecto, ego, ideas, emociones, conceptos, personalidad, autoimagen, etc.) y del cuerpo causal (genera causas.

Esto hace que se creen los otros cuerpos, aquí se ubican el alma y el espíritu). Así, desde el cuerpo físico hasta el causal, vamos del tiempo a la eternidad, en un viaje por las carreteras cósmicas del universo.

Uno de los mejores métodos para conservarse joven y vital es la práctica regular de la meditación consciente que permite que los niveles hormonales se mantengan altos y no decaigan. Así que no olvide meditar un poco todos los días, hablar con alguna entidad o consigo mismo. Si dice no disponer de tiempo, hágalo antes de dormirse. También puede probar la saludable costumbre de no pensar en nada, de dejar deliberadamente su mente en blanco. Así dará descanso a su cerebro.

La meditación permite conectarse con la fuente primordial de energía del universo a la cual pertenecemos. En realidad, meditar es alcanzar iluminación, pero no crea que todo consiste en cerrar los ojos y relajarse. Muchas enfermedades están relacionadas con comportamientos mentales adictivos, no son sólo con el consumo de drogas y de alcohol, sino también con actitudes como el deseo de venganza o el rencor. Debe mantener el control de su mente y así logrará el control del cuerpo. Intente buscar resultados beneficiosos en su comportamiento.

Habitualmente no buscamos hacer felices a las personas, sino que nos hagan felices, e incluso cuando decimos que nos sacrificamos por los demás en realidad estamos esperando su agradecimiento por ello, su consideración, su amor. Un trueque emocional.

Estas son las fuentes de todos nuestros problemas y la raíz de la adicción está en la búsqueda equivocada de la felicidad. Si se trata de una sensación ¿por qué la buscamos mediante bienes materiales? Por lo tanto, la única cura para estos males es la espiritualidad, donde la persona realmente encuentra con responsabilidad la experiencia del éxtasis.

"Curar" el envejecimiento

Hay una larga lista de factores que sabemos influyen sobre la edad, por lo que será interesante comentar los estudios recientes que se han llevado a cabo sobre este tema. El primer factor que probablemente sea el más importante, es el esquema mental individual y colectivo.

Hace años, el Dr. Alexander Leaf, profesor de medicina en Harvard, decidió viajar alrededor del mundo estudiando el envejecimiento de las poblaciones en comunidades donde el envejecimiento aparentemente era un fenómeno diferente. Y aunque en algunos de estos países es alta la mortalidad infantil, a causa de la mala higiene y las condiciones socio-económicas de pobreza, una vez que la gente pasa la infancia, vive mucho más tiempo.

Leef encontró en cierto número de lugares del mundo a muchos centenarios, especialmente en las montañas hindúes, en los Himalayas, en algunas partes de Afganistán, en el estado soviético de Georgia, en Vilcabamba de Ecuador y en los Andes meridionales. Informó que había encontrado a un hombre llamado Wu Yunqing que vivía en China, que en 1980 tenía 142 años y seguía montando en bicicleta. Cuando fue entrevistado acerca de su dieta, respondió: "Como maíz, arroz, boniatos, y otras frutas y hortalizas".

Otros hombres investigados fueron Leonardo Torriani que vivió en tiempos de Felipe II y tenía 137 años al morir; Chiurrón que falleció con 147 años; Thomas Parr que vivió 152 años y que fue retratado por el pintor Van Dyck, y Wu Yunqing de 142 años.

Aunque inicialmente las personas de larga vida vivían en Rusia (Abkahazians), Ecuador (Vilcabamba), y Pakistán (Hunzukuts), ahora están ya diseminados por todo el mundo. Ninguna de estas personas sufrieron las enfermedad típicas de occidente, obesidad, cáncer, o cardiopatías, y sus conciudadanos alcanzaron con facilidad los 100 años. Los varones eran físicamente activos y padres incluso cuando tenían 100 años. Su dieta se componía en un 70-80% de los alimentos crudos de alto contenido en agua pura sin cocer, como frutas y verduras.

La clave parecía estar, no tanto en la calidad natural de los alimentos, sino en la dieta baja en calorías, aunque comen muy poco o nada de productos animales. Su estilo de vida incluye gran cantidad de ejercicio libre desarrollado en un medio ambiente natural con aire limpio y fresco, además de agua sin tratar ni contaminar.

Para las sociedades longevas, el envejecer se consideraba socialmente como un mejoramiento. Cuanto más envejecía uno más lo envidiaban los demás en la sociedad, porque era más sabio, más útil, le daban más responsabilidad y sentían que en realidad, era el fundamento de la sociedad. La gente joven, literalmente envidiaba a la gente mayor y los miraba con reverencia y los consideraba una fuente de sabiduría. Como resultado, esa expectativa colectiva se traducía en una biología diferente.

El problema es que esperamos de los viejos cosas que no les pedimos a los jóvenes, como por ejemplo que no tengan apetencias sexuales, que no tengan sueños, que no intenten vivir aventuras o estudiar. También asociamos la vejez con la menopausia, la jubilación y las enfermedades. Cualquiera que vaya a una consulta de la sanidad pública se dará cuenta que hay enfermos de todas las edades, no solamente ancianos. Así que la enfermedad no es cosa de viejos.

Por supuesto, que uno no puede escapar de esta forma de ver la ancianidad, salvo que nos vayamos a una cueva en el Himalaya, pero se puede salir de esto en cierto grado. Hay un esquema mental colectivo, el paradigma de la edad, que influye en la expresión local o biológica del envejecimiento, incluso en los ancianos.

Cuando alguien bienintencionado intenta hacer algo espectacular por los ancianos, nadie le apoya. "Ya han tenido su oportunidad" –alegan-. Pero la principal razón por lo que la gente envejece mal, es porque ve a otra gente envejecer y morir. Lo que vemos es lo que tendremos, lo que equivale a decir que somos el producto metabólico final de nuestras experiencias sensoriales y de cómo interpretamos esas experiencias sensoriales. ¿Qué ve un anciano dentro de una residencia –un asilo- de ancianos? No necesito describírselo. Usted ya lo sabe.

Es importante cambiar nuestros pensamientos y nuestra forma de percibir la realidad, ya que si la mente global puede cambiar su percepción de la realidad, entonces cambiará la realidad.

El ejercicio y envejecimiento

Un error es nuestro concepto del ejercicio como forma de retrasar el envejecimiento.

Consideramos que si es bueno para los más jóvenes, también lo será para los mayores. Todo depende del qué y la intensidad. En realidad, no existe correlación entre estar en forma y el envejecimiento. Hay estadísticas que demuestran sin lugar a dudas de que los atletas olímpicos no viven tanto tiempo como la población común, ni están exentos de enfermedades. El sobreesfuerzo continuado lleva a situaciones tales como cardiopatías, hipertensión, hemorragias renales, fibromas uterinos, y desgaste acelerado de todo el organismo. Confundir fortaleza muscular con salud es un error habitual.

¿Cuál es la mejor forma de ejercicio? Según mi experiencia (soy entrenador físico y experto en artes marciales), el ejercicio debe ser moderado, regular, y agradable. Si uno no disfruta, puede dañar. Parece ser que el mejor ejercicio es caminar, pero debe hacerse de tal forma que podamos hablar con nuestro acompañante. Que no falte nunca el aire. La natación no es el mejor deporte, más que nada por la humedad y la concentración que se requiere para no ahogarse. Yoga, Pilates, estiramientos, respiración y Tai chi, son buenas opciones.

Los radicales libres

Fabricamos toxinas por el estrés, mediante nuestra mente; y estas toxinas son cosas muy reales. Se llaman radicales libres.

La teoría básica es que son tan perjudiciales que nos producen cáncer y envejecimiento, pero alguna utilidad deberán tener.

Básicamente y esto quizá pueda parecer una especulación poco científica, los radicales libres también devoran células enfermas, debilitadas, lo que obliga a que las sanas realicen una mitosis y con ellas el organismo mejora. Así que dejémosles un poco tranquilos y no nos atiborremos de antioxidantes externos. Durante temporadas delicadas, sea por enfermedad, contaminación o estrés, serán útiles, y el mercado proporciona abundancia de ellos, pero en momentos tranquilos bastará con los que el propio cuerpo fabrica y la alimentación saludable nos suministra.

Por otro lado, también se está llevando a cabo investigaciones sobre los llamados captadores de radicales libres. Como indica la palabra, estos son componentes que captan a los radicales libres para que no dañen. Serían como un grupo policial que sin detener al delincuente, impide que haga daño. Los captadores de radicales libres más poderosos son la vitamina C, la vitamina E, el selenio, la vitamina B2 (riboflavina), y todo un grupo de componentes llamados bioflavonoides. Todos ellos abundan en muchas verduras y frutas frescas.

El calor al procesar estos alimentos, puede que los destruya o los transforme en otros compuestos menos deseables.

Así que tenga por costumbre ingerir alimentos preferentemente crudos.

Indudablemente debe haber una diferencia entre ingerir antioxidantes sintéticos a utilizar solamente los que existan en los alimentos. Bien, una diferencia es la cantidad, muy superior en los sintéticos, pero posiblemente su biodisponibilidad sea menor. No hay estudios que demuestren todavía qué cantidad de antioxidantes necesitamos diariamente, más que nada porque la cantidad es variable según nuestras circunstancias personales.

De nuevo, la ciencia se equivoca

Los investigadores han desviado cada vez más su atención desde los estereotipos de las personas jóvenes hacia las personas mayores, siendo los jóvenes quienes evalúan y determinan lo que necesitan y sienten, dicen, los mayores. Mayor incongruencia imposible. Según esta investigación reorientada dicen que las personas de edad tienen rasgos positivos y negativos, como si no lo supiéramos. Por supuesto, inciden más en el aspecto cognitivo relacionado con la memoria, que en los cambios físicos. Basándose en estos estudios experimentales y sesgados, dicen que la cultura es determinante y sostienen que en las materias exactas del conocimiento está la clave.

Por supuesto, desprecian la espiritualidad y las creencias místicas en el desarrollo de la longevidad saludable.

El mensaje central de esta teoría, y de la investigación que la respalda, es que el proceso de envejecimiento es, en parte, una construcción social. Cuanto más culto, menos envejecimiento. Por supuesto, tampoco mencionan a la filosofía.

Suponen que el proceso de envejecimiento puede explicarse enteramente como un proceso fisiológico de declive inevitable. Por ejemplo, "cuando los gerontólogos biológicos y los legos utilizan el término envejecimiento, con mayor frecuencia se refieren a... el deterioro progresivo durante el período de la vida adulta". Pero esta supuesta inevitabilidad no explica, por ejemplo, la considerable variabilidad cultural encontrada en la salud de las personas mayores. Existe, entonces, la necesidad de un enfoque psicosocial del envejecimiento del cual deben formar parte, precisamente, las personas de edad avanzada.

Otro problema es que la investigación sobre estereotipos de edad se ha centrado en los adultos más jóvenes, más que en los destinatarios (es decir, los adultos mayores). Sin embargo, más recientemente la investigación se ha reorientado a nivel de laboratorio, quizá para venderles después productos rejuvenecedores o técnicas quirúrgicas que disimulen la edad.

En los resultados adversos encontramos, entre otros, el rendimiento cognitivo y la memoria, el equilibrio, la velocidad de la marcha y la audición. Todo centrado en una percepción del envejecimiento definida por los investigadores jóvenes.

Los efectos fueron mostrados por un par de estudios basados en datos del Estudio Longitudinal de Ohio sobre Envejecimiento y Jubilación, con participantes de 50 años o más, en un estudio que fue seguido durante más de 2 décadas. Los participantes con percepciones más positivas del envejecimiento al inicio del estudio tuvieron una mejor salud funcional durante el transcurso del estudio y vivieron un promedio de 7,5 años más que aquellos con autopercepciones más negativas y estas ventajas para la salud se mantuvieron después de ajustar la salud inicial funcional y otras variables relevantes.

En uno de estos estudios, con personas mayores seguidas durante un período de 6 años, se demostró que los estereotipos de edad negativos influían significativamente en la salud mental..

Estereotipo de edad

Las personas mayores tienen mayor probabilidad de ser estereotipadas por los niños.

Además, los niños suelen estar expuestos a estereotipos de edad por parte de su entorno, por sus padres, compañeros y educadores, televisión; como por ejemplo, el comienzo de una novela de un autor infantil de gran éxito que describe a un personaje central como "Esa vieja gruñona, la abuela, con dientes de color marrón pálido y una boca pequeña y arrugada como el trasero de un perro"..

Pero el proceso de los estereotipos de edad que impregnan la sociedad continúa más allá de la infancia. Además, los adultos jóvenes pueden tener un incentivo para mantener estereotipos negativos sobre la edad, en la medida en que dichos estereotipos les proporcionen un beneficio a corto plazo. Por ejemplo, cuando se justifica que los adultos jóvenes reciban prioridad por parte del Estado en la asignación de ayudas. Intenten que un anciano reciba un crédito bancario o una hipoteca y verán de qué hablo también.

Un estudio reciente encontró que los estereotipos negativos sobre la edad que se mantienen en etapas anteriores de la vida predicen una peor salud entre las personas mayores. En un estudio con 440 participantes, de entre 18 y 49 años, se vió que quienes mantenían estereotipos de edad más negativos al inicio del estudio tenían significativamente más probabilidades de experimentar un evento cardiovascular en los siguientes 38 años.

La creencia en una salud deteriorada le conducía, mentalmente, a la enfermedad. La televisión, además, frecuentemente presenta a las personas mayores como individuos débiles que necesitan ayuda. Si el anciano debe escribir con un bolígrafo, por ejemplo, casi siempre se le muestra con la mano temblona Sus otras virtudes como la empatía, experiencia y sabiduría, no aparecen.

Aunque se cree que los mayores tienen asumida su propia muerte como algo cercano y con actitud resignada, cuando se les preguntó si querrían someterse a una operación quirúrgica delicada para prolongar su vida, todos dijeron que sí, aunque para ello tuvieran que perder sus ahorros y recibir luego cuidados por parte de la familia. Solamente cuando un anciano ha soportado largos años de desprecio e indiferencia de los más jóvenes, es cuando manifiesta la vergüenza de ser muy mayor y solamente encuentra datos negativos por su edad.

El inicio de la vejez, según estándares objetivos, ocurre cuando los individuos alcanzan un umbral que está definido formalmente por una variedad de fechas arbitrarias e inconsistentes, como la admisión de personas "mayores" a las salas de cine, los viajes turísticos en época invernal, los billetes gratuitos del autobús y metro, los bailes de “salón” para el regocijo de los mayores, así como la atención preferente en el banco a los ancianos.

Ahora es cuando se dan cuenta de que algo ha cambiado en sus vidas y buscan relacionarse socialmente con los de su edad.

Estas señales sociales prevalecen porque, a diferencia de otras formas de prejuicio y discriminación (por ejemplo, racismo y sexismo), la discriminación por edad no tiende a estar proscrita por lo políticamente correcto. Inicialmente, estas señales pueden verse frustradas por un estado de negación, pero su prevalencia tiende a superar la resistencia de las personas mayores que no admiten la discriminación. A diferencia de aquellos que han sido estigmatizados desde su nacimiento y, en consecuencia, pueden adquirir estrategias de afrontamiento de su subgrupo, los individuos tienden a llegar a la vejez sin estar preparados para resistir los estereotipos negativos de la edad.

La discriminación puede presentar señales a nivel institucional cuando a las personas mayores se les niega el empleo o una lista de espera para un tratamiento médico quirúrgico. Un médico a punto de jubilarse dijo "Los médicos jóvenes suelen comentar que estamos obsoletos, que no dominamos las últimas técnicas o en el caso de los cirujanos, que nuestras manos ya no son estables".

Múltiples vías

Los estereotipos de edad parecen ejercer su influencia a lo largo de tres vías: psicológica, conductual y fisiológica. Un experimento psicológico encontró que los estereotipos de edad parecen generar expectativas que actúan como profecías autocumplidas. En este estudio, los individuos mayores fueron clasificados com:

1- cognitivos positivos (sabiduría),

2- cognitivos negativos (demencias),

3- físicos positivos (ágiles)

4- o negativos (frágiles)

Se realizó una tarea tanto cognitiva como física, comprobándose que había un impacto según que los estereotipos fueran positivos o negativos, siendo muy favorable cuando el individuo era clasificado positivamente y así se le hacía saber. Las expectativas buenas proporcionaba un cambio muy favorable.

Debido a que los estereotipos negativos sobre la edad a menudo se basan en el supuesto de que los problemas de salud son una consecuencia inevitable del envejecimiento, las personas abandonan las prácticas saludables por considerarlas inútiles Sin embargo, las personas mayores con autopercepciones más positivas del envejecimiento tenían significativamente más probabilidades de adoptar prácticas saludables.

Tomar plantas medicinales durante el resto de la vida proporciona más salud y longevidad que ser adicto a los medicamentos.

Cambios neurológicos y cardiovasculares

La vía fisiológica para la influencia de los estereotipos de edad probablemente involucre al sistema nervioso autónomo, una rama del sistema nervioso central que responde al estrés ambiental. Las personas mayores que estuvieron expuestas a un trato negativo por cuestiones de edad, demostraron que tenían una mayor afectación cardiovascular al estrés (inducida por desafíos sociales y verbales), mientras que aquellos que fueron tratados positivamente gozaban de mejor salud.

Los aumentos repetidos de la respuesta cardiovascular al estrés aumentan la susceptibilidad a problemas cardíacos, lo que quizá explica por qué esas personas mueren prematuramente o aunque sobrevivan se recuperan mal. .

También se sabe que la influencia negativa sobre la edad aumenta la presión arterial y generan una disminución de la respuesta cardiovascular al estrés.

CAPÍTULO ONCE

Diez requisitos para no ser un anciano decrépito

1. Cambio de percepción

Nuestra percepción -algo que se aprende- se basa en una interpretación material del universo. Sin embargo, ciertas tecnologías, como la telefonía móvil, Internet, la radio y la televisión, se fundamentan en el hecho de que la naturaleza esencial del mundo es inmaterial. Para cambiar nuestra percepción, podemos utilizar la enorme capacidad de transformación de nuestra inteligencia y de nuestros sentidos. Un buen ejercicio es cambiar la noción que tenemos del cuerpo físico como algo sólido, experimentándolo cada vez más como energía y transformación.

2. Tiempo

En la imaginación y en el plano del alma, no existe el tiempo. Con la meditación podemos ir hacia cualquier lugar sin tiempo, con la actitud del observador que se sitúa "dentro", en el interior de sí mismo, y desde allí observa el fluir de la realidad. Si el diálogo interno se mantiene en forma constante, se puede realizar algo tan asombroso como metabolizar la eternidad.

Seremos muy longevos cuando no sigamos considerando al tiempo como un proceso en línea recta, simplemente viéndolo como un cambio constante.

3. El sueño

Nuestra edad psicológica influencia nuestros marcadores físicos y biológicos. Para sentirse más joven, además del cambio de percepción, es vital el descanso profundo: dormir en forma adecuada y realmente descansar cuando se duerme. La mala calidad de sueño acelera el envejecimiento. Lo que importa no es la cantidad, sino la calidad del sueño, que se evalúa testeando cuán energético y rejuvenecido se siente uno al despertar. La calidad del sueño también mejora con la meditación matinal y la melatonina. Pruebe a consumir habitualmente esta maravillosa hormona o su precursor el aminoácido triptófano (5-HTP).

4. Nutrición

El cuerpo se siente satisfecho y en equilibrio cuando tiene acceso a los seis sabores básicos (astringente, dulce, amargo, salado, agrio y picante). Pero no juzgue a los alimentos por la cantidad de nutrientes, sino por su potencial energético y vibracional. Los alimentos deben ser lo más frescos y naturales posibles, porque así aportan mayor cantidad de energía. Un alimento vivo no se debería someter a la acción del calor, ni al contacto con conservantes químicos.

5. Coordinación cuerpo-mente

Nuestros hábitos nos han llevado a disociar este vínculo. Hemos dejado de escuchar a nuestro cuerpo, que es el mejor computador del mundo. Sistemas de ejercicios como yoga y tai-chi son buenos para recuperar la relación mente-cuerpo. Otra forma de integración de ambos es a través de la respiración consciente, que produce un movimiento de la energía desde lo físico a lo mental.

6. Ejercicio

Es vital y tiene capacidad para revertir simultáneamente los 15 marcadores biológicos de la edad. Un ejercicio muy efectivo son 10 minutos de caminata suave, además de otros 10 minutos de estiramiento. Realice respiraciones profundas, poniendo más interés en la espiración y acuérdese de movilizar el diafragma. Haga también un corto sprint.

7. Eliminar las toxinas

Se deben eliminar las drogas, el alcohol y el humo del cigarrillo, pero también las toxinas emocionales, como miedo, depresión, culpa, enojo e ira, que actúan al nivel del cuerpo sutil. También crean toxicidad física las relaciones humanas insanas y el bloqueo del dolor emocional. Quizá esta sea la parte más difícil de lograr, pero si tiene una vida conflictiva emocionalmente al menos intente buscar momentos placenteros durante el día.

La lectura, la música, la escritura y la pintura, lograrán que sus emociones negativas no le hagan demasiado daño.

8. Amor

Dar y recibir amor estimula el sistema inmunológico. Los tres niveles en que se expresa el amor son la palabra (te amo), la intención (quiero ayudarte) y el afecto (tocar, acariciar).

9. Flexibilidad y creatividad

Una biología joven es flexible en la conciencia y creativa para resolver los problemas. Antes de entrar en conflicto, ésta piensa cómo transformar la situación; no es reactiva ni se hace la víctima. Adaptarse a las circunstancias adversas es mejor que huir de ellas. No sufra porque su vida no sea perfecta. Seguramente tiene más motivos para estar contento que triste.

10. Mente activa

La mente activa siempre está llena de admiración y de capacidad de asombro, sabe cómo reír y cómo jugar, mantiene la inocencia, aunque nunca la ignorancia. No critique a los jóvenes y únase a ellos. Juegue con los niños y ellos le contagiarán su vitalidad y risa. Y entregue sus conocimientos a los jóvenes.

CAPÍTULO DOCE

PROBLEMAS FÍSICOS Y SOCIALES DE LA EDAD AVANZADA

Disminución de las capacidades

El anciano a medida que pasa el tiempo sufre una serie de cambios tanto subjetivos como objetivos. El individuo se cansa, se fatiga antes y cada vez precisa realizar más esfuerzo para cualquier actividad. Es vulnerable a enfermedades y traumatismos y le cuesta más tiempo recuperarse. Es consciente de sus nuevas limitaciones, pudiéndole causar alteraciones psicológicas. No obstante, y dependiendo de la actividad física o el deporte realizado, hay habilidades que se conservarán, como la velocidad, la coordinación, la precisión, la resistencia anaeróbica, la facilidad para el discurso, las habilidades artísticas e ncluso la templanza para tomar decisiones correctas.

Es cuestión que alguien se lo haga ver y le recuerde sus aptitudes para continuar su nueva vida. No hay decrepitud, hay cambios.

Pérdida del status social

Con la llegada de la jubilación se pierde el status profesional, el individuo ante esta pérdida puede tener la sensación que es "inútil, que no sirve para nada...", algo que le recordarán repetidamente las personas cercanas. A nivel familiar muchas veces el anciano pasa a un segundo plano, perdiendo responsabilidad en el seno de su hogar, un lugar donde hasta entonces había sido imprescindible. Sus consejos ya no sirven pues están "desfasados".

Pérdida de personas queridas

La pérdida más importante es la pérdida de la pareja, mejor asimilada por la mujer, pero a esta ausencia se suma la de familiares cercanos y lejanos, y la de los amigos. A raíz de estas pérdidas el anciano puede entrar en una depresión y no tener estímulo para vivir. Quienes le han acompañado ya no están y le cuesta mucho hacer nuevas amistades que le permitan confraternizar.

Dependencia progresiva

El anciano poco a poco precisa cada vez más de los familiares para seguir hacia delante. Necesita estar acompañado, asistido en sus necesidades básicas, una situación que le ocasionará temor a ser abandonado. Pero si intenta ser independiente y autónomo, resolverá con la misma eficacia sus problemas de subsistencia, aunque le cueste más tiempo y el resultado no sea igual de óptimo que antaño.

La muerte

En la vejez, la muerte está muy patente en cada pensamiento.

El anciano llegado este momento se pregunta cómo será cuando llegue su momento: sí será en soledad, abandonado, sí será dolorosa etc... Le pedirán que haga una herencia y ejecute un seguro de decesos, todo para que los supervivientes no tengan problemas por su muerte. Y le recordarán que eso llegará pronto; todo para "alegrarle" la vida...

Este periodo le ocasionará una situación de temor y angustia, pero la nueva asignatura de longevidad con plenitud le permitirá ver ese momento tan trascendental como un suceso en la lejanía, aunque deberá hacer oidos sordos a las estadísticas de promedio de vida. La cifra de vivir 120 años le conducirá a nuevas experiencias de vida.

CONSECUENCIAS SOCIALES DEL ENVEJECIMIENTO

Los efectos potenciales de los cambios demográficos que ocasionan el aumento de la población más envejecida son muy numerosos y afectan a muy diversos ámbitos, desde el sistema sanitario con la necesidad de geriatras, el sistema político y electoral, el urbanismo, el ocio o la vida cotidiana. He aquí algunos:

- *Transformación del modelo actual de estructura social.*

En las sociedades occidentales precedentes la persona adulta trabajaba y contribuía con su trabajo al bienestar del mayor jubilado, de forma que éste deseaba que llegara su pronto retiro para satisfacer las muchas inquietudes que le presentaba todavía la vida. Sabían que les quedaban pocos años de vida según las estadísticas de promedio, por lo que querían *despedirse* con satisfacción por el deber cumplido Puesto que hoy hay una tendencia a que la vida activa se prolongue, se le inculca que debe seguir siendo útil a su hijos y sobre todo a los nietos.

- *Aumento de las situaciones de dependencia.*

El mal envejecimiento, sobre todo cuando no ha ido acompañado de un estilo de vida adecuado en edades más jóvenes, produce más enfermedades y limitaciones orgánico-funcionales; las cuales, a su vez, hacen dependiente a la persona porque necesita el concurso de otras para la realización de los actos más ordinarios de la vida, tales como levantarse, comer, asearse y análogos. Esto que no es una norma, parece estar imbuido en la población mayor que cree necesario tener personas que le ayuden en la cotidianidad.

- Crecimiento de la población inmigrante que atiende a las personas mayores.

El aumento de las situaciones de dependencia, aunque no sean reales, ha ocasionado una llegado de inmigrantes, especialmente de origen latino, para cuidar a los mayores. No existe, hoy en día, personal autóctono ni siquiera a nivel estatal, que pueda sustituir las funciones que actualmente realizan las personas inmigrantes en la atención de personas mayores. Puesto que la familia se ha desentendido de ese trabajo realizado especialmente por las mujeres, se debe contar con la extranjería. Al menos, el anciano tiene alguien con quien hablar.

- Aumento del nivel cultural en la persona mayor.

El nivel cultural de las personas mayores mejorará mucho más en el futuro. Tendremos personas mayores mejor instruidas, con niveles educativos más avanzados, pues las generaciones jóvenes se encuentran mejor preparadas que las de sus progenitores. Ello les posibilitará una mayor independencia de criterio, mayor libertad en el ámbito personal, familiar y comunitario, mayor capacidad de influencia social, una transformación del rol actual de la tercera edad, en definitiva una presencia más activa en la sociedad. Las universidades para mayores son un buen ejemplo, así como los centros cívicos y la Cruz Roja.

- *Posible falta de equilibrio económico en los sistemas de protección social.*

El aumento del envejecimiento, así como de las situaciones conexas de dependencia, precisará de mayores servicios de los que existen actualmente, tanto en el ámbito sanitario como en el de servicios sociales. Exigirá, asimismo reforzar el sistema de pensiones. Para los gobiernos esto es un problema, pero no lo son la presencia de miles de inmigrantes que necesitan un trabajo, la permanencia de los hijos en casa de sus padres hasta edades muy altas, el aumento exponencial de los funcionarios públicos, los gastos de las comunidades autónomas que se suman a las estatales y ayuntamientos...

- *Cambios en la concepción y modelo de la familia.*

El modelo de familia que ha permanecido vigente a lo largo de las últimas décadas ha experimentado ya una evolución considerable. Pautas familiares que eran comunes hasta hace poco han cambiado de forma notable: relaciones padres-hijos, relaciones de noviazgo y entre pareja, cambios legislativos introducidos, etc. Existe una mayor desestructuración familiar, con la evidente repercusión en la atención a la persona mayor, o la de ésta hacia hijos y nietos y los mayores dejan de tener el poder en sus propias casas. Aumentan las personas mayores que viven solas en sus domicilios y las que no poseen familiares próximos o cercanos puesto que el descenso en la natalidad está siendo muy notorio.

Ha aparecido un nuevo rol familiar, la figura de los abuelos-padres, por la dificultad que tienen algunos padres de poder atender a sus hijos.

- *Creación de sistemas institucionales, alternativos a la atención familiar*

Hay ahora un gran avance en los centros de día para mayores y existen las residencias eventuales y los cohouse. Son los últimos recursos que debieran dispensarse, pero es probable que se vean como necesidad inevitable para que la persona mayor dependiente o de edad muy avanzada se encuentre bien atendido. Incluso para que siga manteniendo cierta independencia. Además, los centros sociales de ocio les permiten estar entretenidos y interrelacionarse con personas similares en muy diversas actividades.

- *Marginación social de las personas mayores.*

Vivir más y mejor es, sin duda, un hecho positivo. Pero no puede olvidarse que el envejecimiento no es sólo biológico, sino también cultural y social. En las sociedades tradicionales no cambian las reglas fundamentales que rigen la vida del grupo, referentes a la familia, al trabajo, la actitud ante el más allá, etc.; que se transmiten de padres a hijos.

Sin embargo, en las sociedades evolucionadas el cambio cada vez es más rápido, tanto de las costumbres como de las artes; y el viejo se convierte crecientemente en alguien desconectado con los jóvenes, especialmente desde que Internet y los teléfonos móviles se convirieron en un hábito mundial. Si no hacemos algo ahora, en el futuro, las personas que superen edades en torno a los 75-80 años serán bastante más frágiles y sufrirán posiblemente más la marginación social de la vejez.

CAPÍTULO TRECE

FORMAS DE CONDUCTAS MÁS FRECUENTES

Los tipos de conducta más frecuentes en el anciano son:

Comportamiento contradictorio:

No aceptan propuestas para combatir la soledad, aunque a la vez la temen. Le da recelo convivir con nuevas personas.

Fragilidad emocional:

Lloran y se entristecen fácilmente, aunque lo alternan con la ira y el malhumor.

Insistencia:

Repiten constantemente cosas para él coherentes, quizá porque nadie le hace caso..

Quejas continuas:

Sobre su salud, su familia, su entorno etc. También podría hablar sobre los aspectos buenos de la vida.

Adicción:

Dependencia a ciertos fármacos como laxantes, hipnóticos, ansiolíticos. Creer que la salud se puede comprar en la farmacia y que un psicólogo le proporcionará felicidad, son errores muy habituales..

Afortunadamente, el uso de las plantas medicinales y sus buenos resultados le servirán para mejorar su salud sin intoxicarse.

Regresión de la libido:

Existe una disminución del impulso sexual, aunque puede mantenerse con unas relaciones íntimas más tranquilas, sin expectativas. Los afrodisíacos naturales le ayudarán muy eficazmente..

El término "viejo verde" es un comentario habitual que demuestra el intenso edadismo de la sociedad.

Desinterés por las comidas:

Podría evitarse con nuevos y saludables alimentos. Menos comida, pero más integral y con capacidad curativa.

Aumento de la pereza:

Tendrá que buscar nuevas actividades que le impulsen al movimiento corporal.

Aumento de la necesidad de ser mimado:

Quizá alguien debería decirle que la plenitud emocional está en dar afecto y ternura, en lugar de pedirlo.

Tendencia a guardar cosas:

Acumular alimentos por si llega una época de escased, objetos obsoletos, recuerdos, etc.

Nada que objetar, siempre que recuerde dónde están y le sigan siendo de utilidad. No confundir con el síndrome de Diógenes.

Agresividad:

Y manifiesta hostilidad ante los cambios. Se incrementa con la tozudez y la terquedad, aunque quizá deberíamos darnos cuenta que los cambios suponen un riesgo en cuanto al resultado.

CAPÍTULO CATORCE

VALORACIONES MENTALES

Inteligencia

La edad, por sí sola, no es un factor que modifique de forma apreciable el uso de las facultades mentales, especialmente porque las personas mayores suelen utilizar los conocimientos adquiridos durante su vida para compensar la lentitud de respuesta a distintos estímulos. El enlentecimiento de las respuestas intelectuales no es el factor clave que debemos tener en cuenta al evaluar los cambios psíquicos, pues hay varios elementos que lo determinan:

Fatiga intelectual.

Pérdida de interés.

Pérdida de atención y/o dificultad para la concentración.

A menudo, este cambio de ritmo no es más que un reflejo del enlentecimiento que sufre el organismo en general, aunque debemos tener en cuenta que, si lo comparamos con un ordenador, un disco duro con mucha información es más lento que otro recién comprado.

Por tanto, si consideramos que la persona anciana tiene una abundante información, es lógico pensar que precisará invertir mayor cantidad de energía para adaptarse a las diferentes situaciones que le plantea su proceso de envejecimiento. Es tan alta la base de datos que existe en una mente octogenaria que resulta difícil procesarla.

La teoría Bifactorial formulada por Cattell en 1963 hace referencia a dos tipos de inteligencia: la inteligencia fluida y la inteligencia cristalizada.

La **inteligencia fluida** guarda relación con el aprendizaje y precisa una base neurofisiológica desde el nacimiento. En ella se sitúa la creatividad, el comportamiento innovador y permite al individuo la resolución de problemas nuevos. Las dos primeras cualidades, la creatividad y la innovación, se pueden mantener toda la vida. Sin embargo, la capacidad de adaptarse rápida y eficazmente a situaciones nuevas, puede estar disminuida a causa del deterioro biológico o del miedo al cambio por la incertidumbre del resultado.

La **inteligencia cristalizada** se relaciona con la experiencia y la reflexión. Está vinculada a los aspectos culturales, educacionales y de experimentación. Permite al individuo dar respuesta a los problemas utilizando las estrategias aplicadas a la resolución de situaciones ya vividas. En esto los mayores pueden proporcionar gratas sorpresas.

Esta inteligencia cristalizada se mantendrá igual e incluso aumentará, al estar directamente relacionada con la experiencia.

Memoria

La pérdida de la memoria reciente es el signo más característico de los cambios psíquicos durante el envejecimiento. O al menos, es lo que creen las personas más jóvenes y la causa de no pocos desprecios hacia los mayores.

A la persona le resulta difícil evocar sucesos recientes y sufre además pequeños olvidos, aunque suele conservar plenamente los sucesos anteriores, incluso de la infancia. Existen diferentes factores que se interrelacionan con esta pérdida de memoria, aunque no se conocen las causas exactas. Lo más plausible es que se trate solamente de una cuestión de preferencia para rescatar los datos memorísticos, siendo más importantes las experiencias vividas que los hechos recientes de la vida vulgar.

Cambios neurológicos y circulatorios

Tanto la captación del oxígeno, como la llegada de la glucosa al cerebro pueden estar comprometidos a partir de cierta edad. También son vitales los fosfolípidos, ciertas vitaminas como la NAD (B3) y neurotransmisores como el DMAE (dimetilamino etanol) que afectan a la función cerebral.

Es por eso que suprimir la glucosa de la dieta es un grave error.

El estrechamiento de las arterias y especialmente los capilares, hace que el intercambio de los nutrientes y la circulación venosa se haga con lentitud y falta de eficacia. Plantas medicnales como el Ginkgo Biloba y la Vinpocetina son altamente eficaces.

La **oxigenación y la nutrición celular** que depende esencialmente de los capilares estará siempre comprometida con el paso de los años, pues su pequeño tamaño y el estrechamiento que suele aparecer, hace que se vuelvan ineficaces.

También es muy importante, incluso más que el aspecto biológico, la **falta de motivación y la pérdida de interés** por el entorno. No tener perpectivas de futuro o que este dependa de la familia o las instituciones públicas, lleva siempre a la apatía para seguir conectado con la pura existencia.

Los sentimientos de impotencia para cambiar las circunstancias.

Los estados depresivos por la desilusión del presente.

Las personas ancianas refieren dificultad para retener informaciones poco significativas, sobre todo si en el momento de recibir la información tienen su atención puesta en alguna otra actividad.

Esto se confunde con frecuencia con la pérdida de la memoria. También tienen problemas a la hora de organizar la información recibida, así como para sintetizarla o resumirla.

La **memoria a largo plazo**, o memoria remota, normalmente está bien conservada y por ello los ancianos recuerdan situaciones y hechos antiguos, las "batallitas del abuelo", que se suele decir. Son capaces de recordar con detalle hechos que tuvieron lugar en otra época de su vida y que para ellos fue significativa y esta memoria remota les permiten recordar y conservar el vocabulario, las experiencias, los recuerdos y mucha más información útil sobre el mundo que les rodea y sobre sí mismos.

No debemos olvidar que la memoria sola no tiene ningún significado si no va acompañada del mantenimiento adecuado de la actividad mental. Se pueden utilizar medios de sencillo uso como listas, agendas, notas, calendarios, etc., para que las personas mayores puedan recordar mejor sus ocupaciones, actividades o responsabilidades y que ello no represente para ellos grandes inconvenientes.

Su mente debe estar dirigida a:

Resolución de problemas y creatividad. Puesto que la imaginación y la fantasía no dependen de la memoria inmediata, se debería hacer incapié en ello.

Sin embargo, la capacidad para la resolución de problemas en el anciano se va a ver dificultada por una serie de factores:

Dificultad en la organización de la información.

La rigidez de pensamiento.

La prudencia a la hora de tomar decisiones.

Los fracasos anteriores.

Si una situación determinada es poco precisa, la decisión a tomar se hace difícil y la capacidad para resolverla disminuye y esto ocurre igualmente en los jóvenes. El tiempo es, en la mayoría de los casos, el responsable de las limitaciones en las respuestas del anciano. Sin embargo, sus soluciones suelen ser mucho más valiosas y elaboradas cuando ponen en práctica sus experiencias vividas y sus conocimientos.

La **creatividad** es difícil de medir ya que está íntimamente relacionada con lo cognitivo (conocimientos) y con la afectividad (emociones). No hay límites de edad en la creatividad, ni tampoco está reservada a unos cuantos elegidos. Las personas mayores pueden descubrir su potencial creativo a través de nuevas experiencias o nuevas actividades y, además, harán que se sientan reconocidos por la sociedad.

CAPÍTULO QUINCE

EVALUACIÓN

Finalmente, vamos a efectuar una evaluación para que el lector puede saber su grado aproximado de deterioro.

Insistimos en que psicológicamente los estereotipos negativos sobre la edad pueden aumentar el estrés de la persona que lo sufre, especialmente porque sabe que con el tiempo aumentará. Desde un punto de vista conductual, la imagen desfavorable que tienen las personas de sí mismas por motivos de edad y especialmente porque lo escuchan diariamente, suele predecir unos peores comportamientos en cuanto a su comportamiento social.

Y en el plano fisiológico, los estereotipos negativos sobre la edad suelen insistir en los cambios cerebrales perjudiciales, por ejemplo acumulación de placas y ovillos, y reducción del tamaño del hipocampo, datos que se repiten hasta la saciedad anunciando al anciano que su cerebro se degenerará sin posibilidad de recuperación. Le advierten que estos daños cerebrales, que en los jóvenes se solucionarían, no tienen la misma consideración en los mayores que deben admitirlos como una consecuencia del envejecimiento.

Y así, en el cuidado de la salud, por ejemplo a la hora de observar las pautas de los medicamentos prescritos, vemos que los recetados a los mayores son casi exclusivamente paliativos, esto es, no le solucionan la enfermedad pues los médicos le han advertido que es crónica, incurable, y le acompañará el resto de su vida.

Pero debemos insistir en que los cambios psicológicos y emocionales en el anciano no asociados a demencia, como la modificación en las funciones cognitivas (inteligencia, memoria, capacidad de resolución de problemas, creatividad) durante el envejecimiento son reversibles. Solamente cuando el anciano está convencido de que son propios de la edad es cuando se materializan, constituyendo una gran amenaza para su bienestar, e incluso para su integridad como persona. Muchas personas ancianas, por ejemplo, toleran peor la falta de relación familiar que un determinado proceso de enfermedad o sienten la pérdida de memoria con mayor angustia que un dolor crónico.

La evaluación del funcionamiento cognitivo es compleja y depende de dos condiciones:

1- La interpretación de las capacidades cognitivas que siempre es subjetiva.

2- La autonomía e independencia.

Es admitido que las personas ancianas están poco familiarizadas con el uso de los instrumentos de valoración de las habilidades intelectuales, lo que les lleva a efectuar esos test (cuestionario de Pfeiffer, test de Yesavage, etc.) de manera deficiente. Aún así, son solamente unas valoraciones puramente subjetivas.

Por ejemplo, el **test de Pfeiffer** consiste en:

1. ¿Cuál es la fecha de hoy?

2. ¿Qué día de la semana?

3. ¿En qué lugar estamos?

4. ¿Cuál es su número de teléfono?

5- ¿Cuál es su dirección completa?)

6. ¿Cuántos años tiene?

7. ¿Dónde nació?

8. ¿Cuál es el nombre del presidente actual?

9. ¿Cuál es el nombre de sus padres?

Obviamente las tres últimas preguntas no deberían estar incluidas en este test pues no se relacionan con su vida privada. Y como veremos reiteradamente, los test no sirven para evaluar la capacidad creativa e imaginativa, una facultad que realmente puede definir con precisión las habilidades cognitivas.

Mucho más eficaz de cara a pensar en una ayuda psicológca es el **test de Yesavage**:

1- En general ¿Está satisfecho con su vida? SÍ NO

2- ¿Ha abandonado muchas de sus tareas habituales y aficiones?

3- ¿Siente que su vida está vacía?

4- ¿Se siente con frecuencia aburrido?

5- ¿Se encuentra de buen humor la mayor parte del tiempo?

6- ¿Teme que algo malo pueda ocurrirle?

7- ¿Se siente feliz la mayor parte del tiempo?

8- ¿Con frecuencia se siente desamparado, desprotegido?

9- ¿Prefiere usted quedarse en casa, más que salir y hacer cosas nuevas?

10- ¿Cree que tiene más problemas de memoria que la mayoría de la gente?

11- En estos momentos, ¿piensa que es estupendo estar vivo?

12- ¿Actualmente se siente inútil?

13- ¿Se siente lleno de energía?

14- ¿Se siente sin esperanza de futuro en este momento?

15- ¿Piensa que la mayoría de la gente está en mejor situación que usted?

No obstante y puesto que el test solamente requier un SI o un NO, tampoco deja mucho margen para expresar los componentes de la inteligencia humana (percepción, razonamiento, imaginación, independencia y resolución de problemas), los cuales, además, están influenciados por múltiples aspectos:

Educacionales.

Personales.

Culturales.

Del propio entorno que rodea a la persona.

En resumen:

Su mente tendrá la capacidad que usted quiera, pero deberá ejercitarla continuamente con actividades diversas.

Su felicidad la encontrará mejor en ayudar a los más débiles que en pedir ayuda.

Mantenga si es posible la autonomía y la independencia para resolver los conflictos.

Estadísticamente, la mayoría de las personas mayores no tienen demencias.

Hay numerosas plantas medicinales que le ayudarán a estar sano y vital de cuerpo y mente.

OTROS LIBROS DE SU INTERÉS

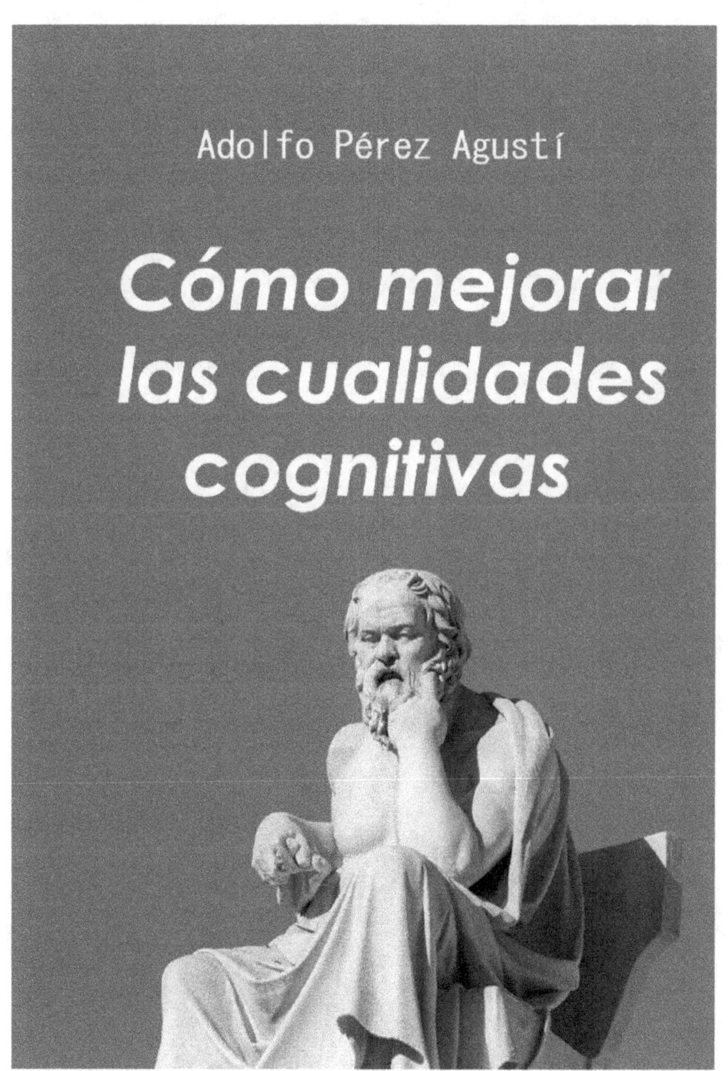

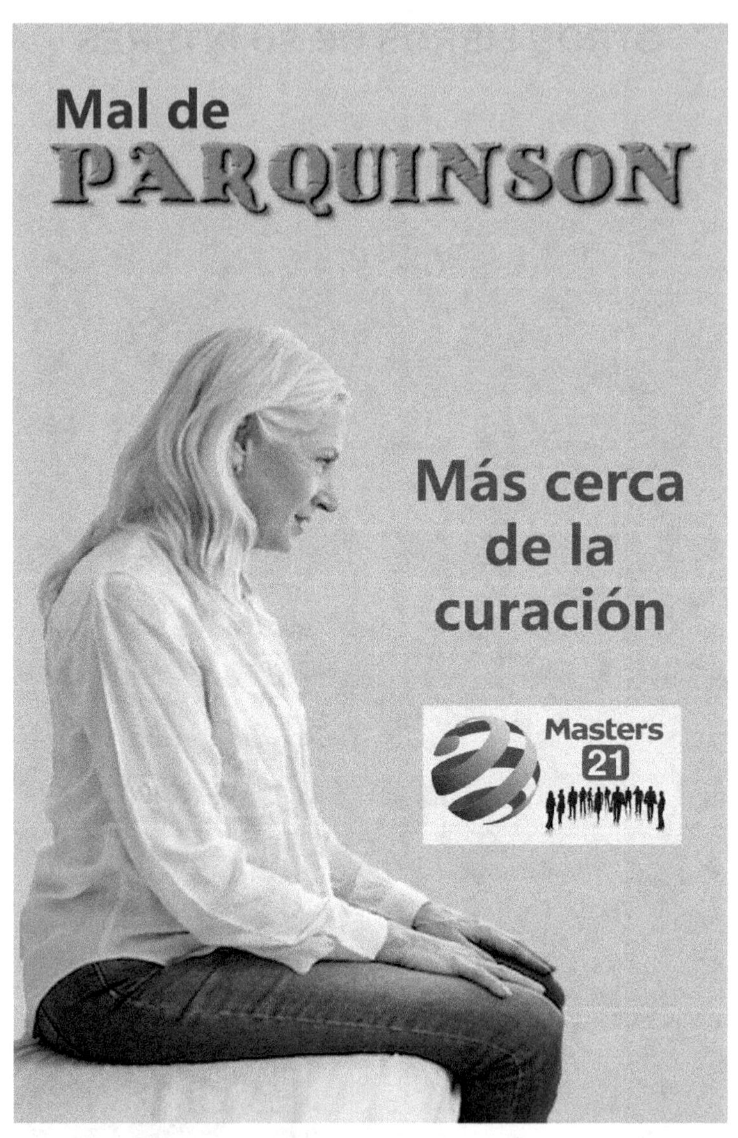
Mal de
PARQUINSON
Más cerca
de la
curación
Masters
21

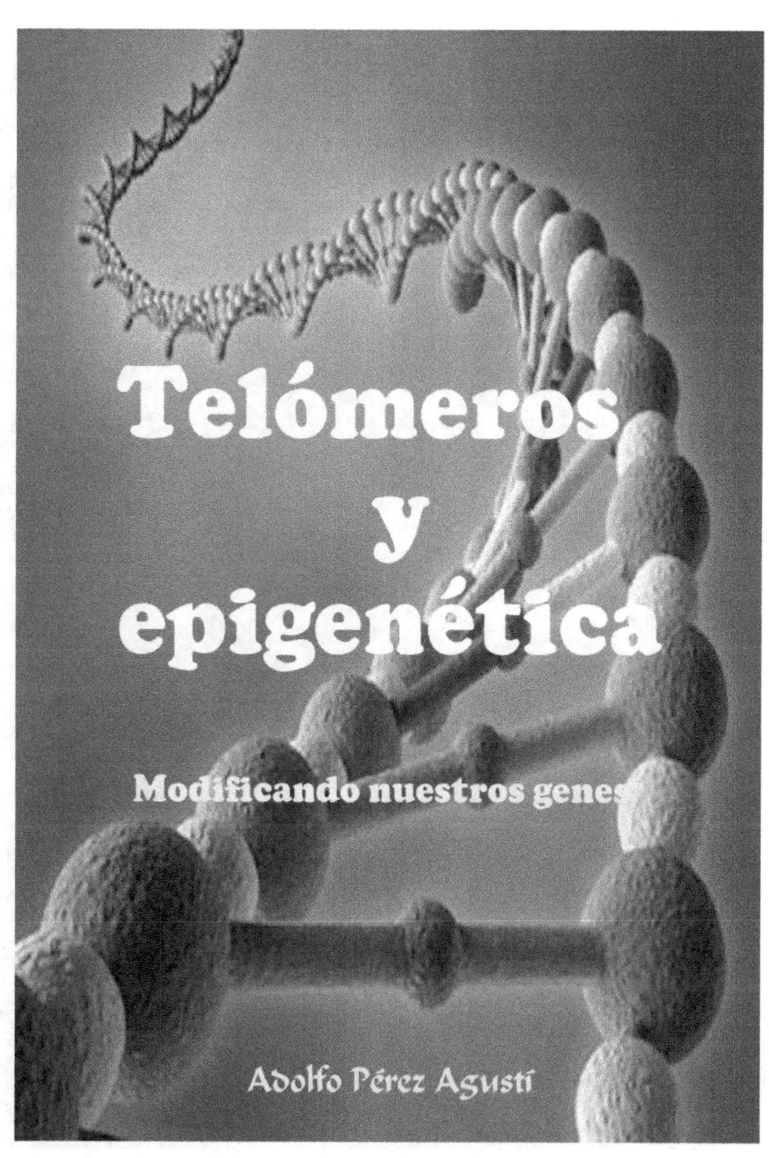
Telómeros
y
epigenética
Modificando nuestros genes
Adolfo Pérez Agustí

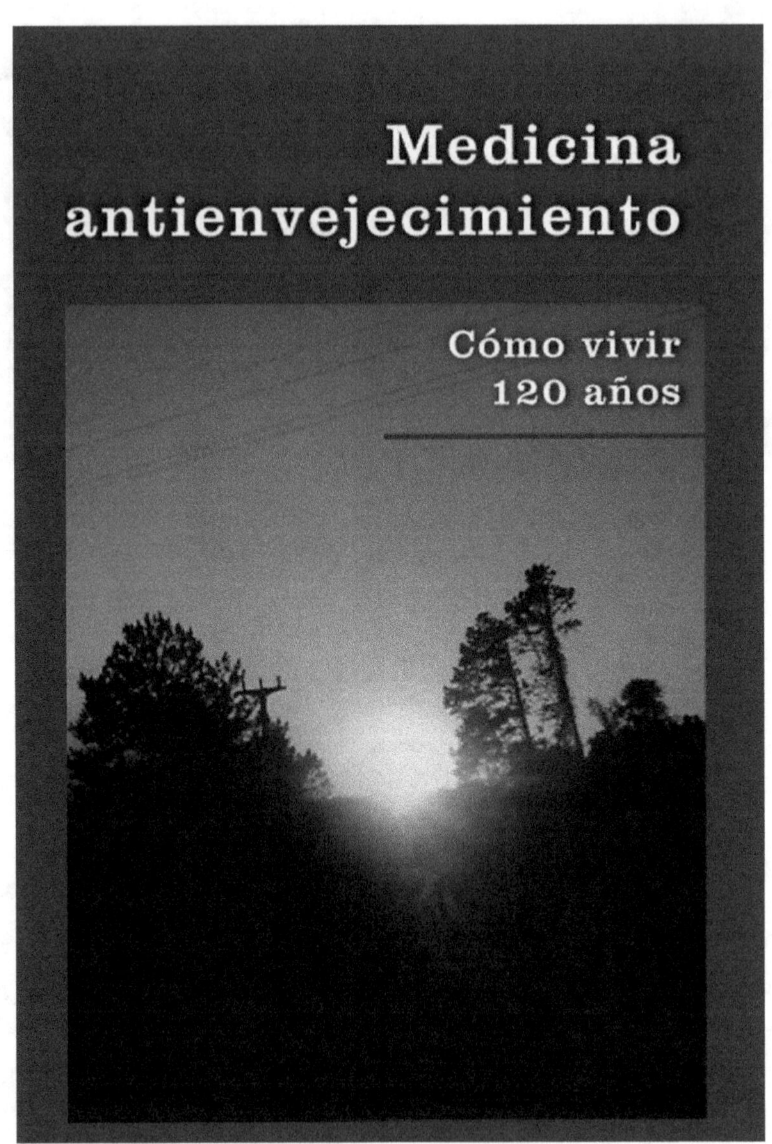
Medicina
antienvejecimiento
Cómo vivir
120 años

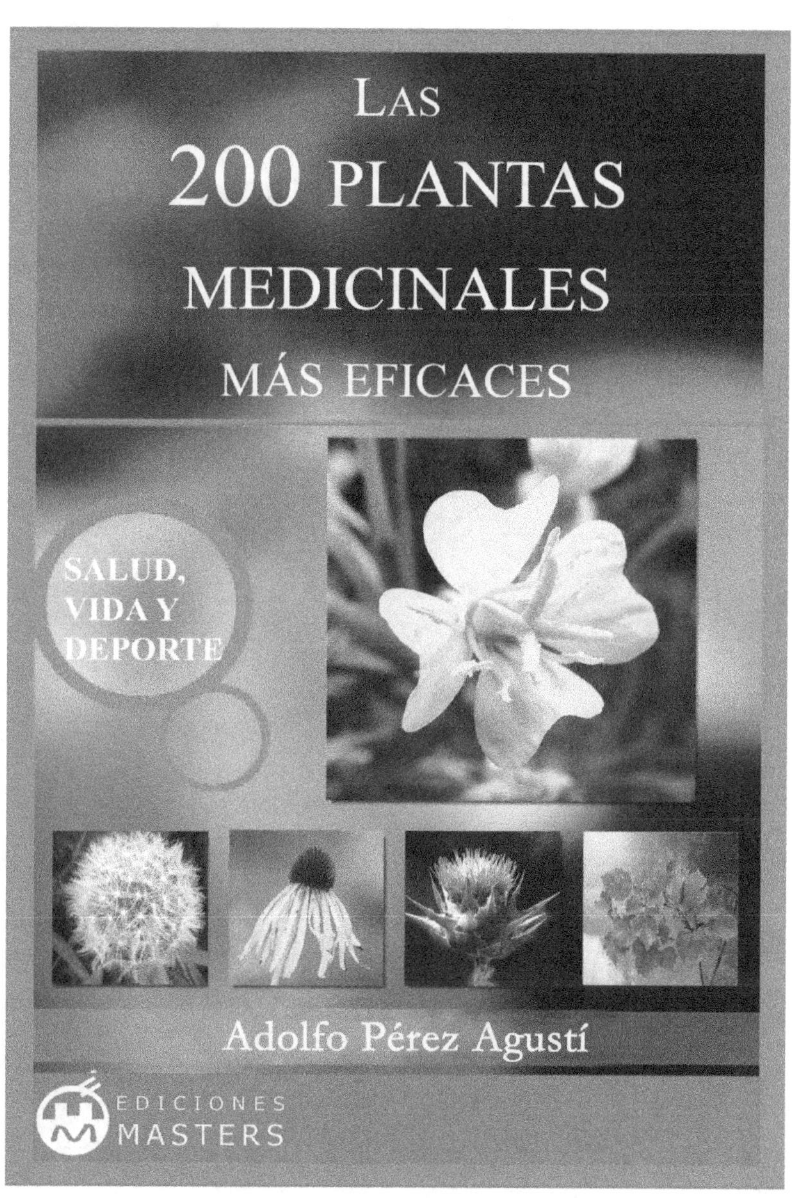
LAS
200 PLANTAS
MEDICINALES
MÁS EFICACES
SALUD,
VIDA Y
DEPORTE
Adolfo Pérez Agustí
EDICIONES
MASTERS

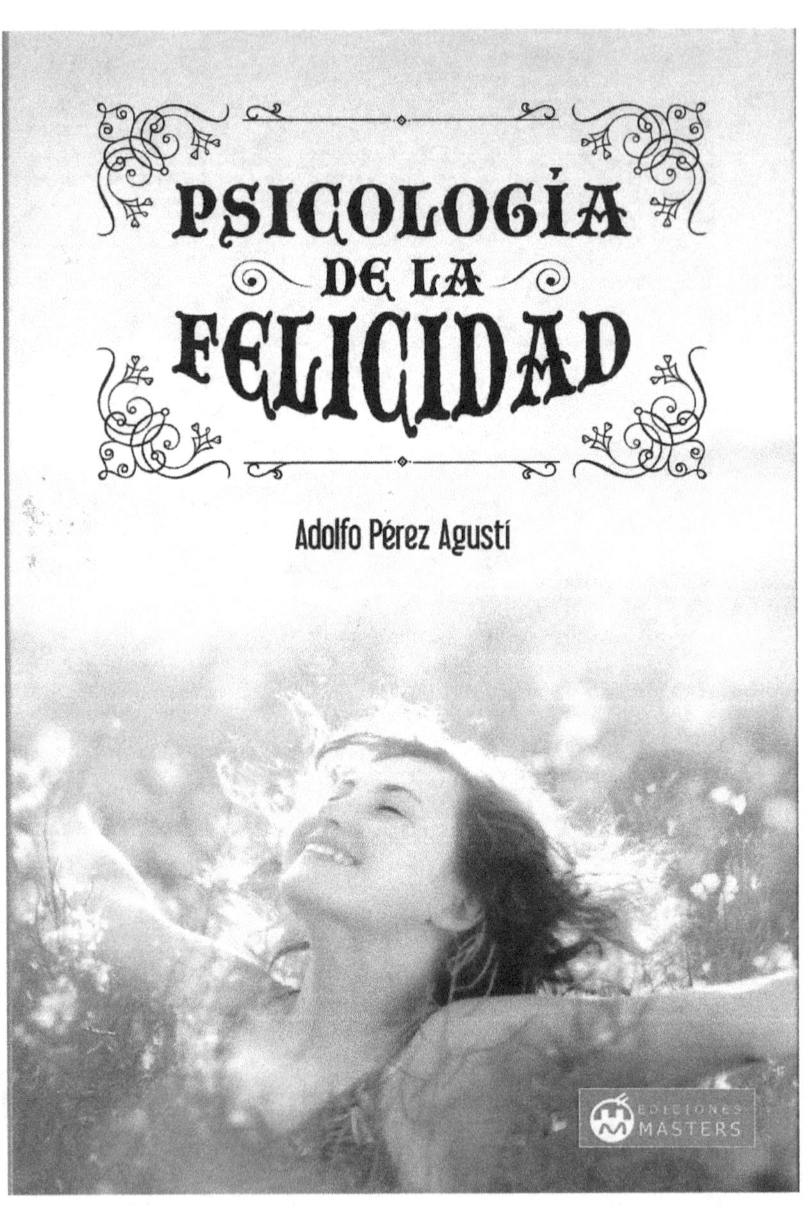
PSICOLOGÍA
DE LA
FELICIDAD
Adolfo Pérez Agustí
EDICIONES
MASTERS

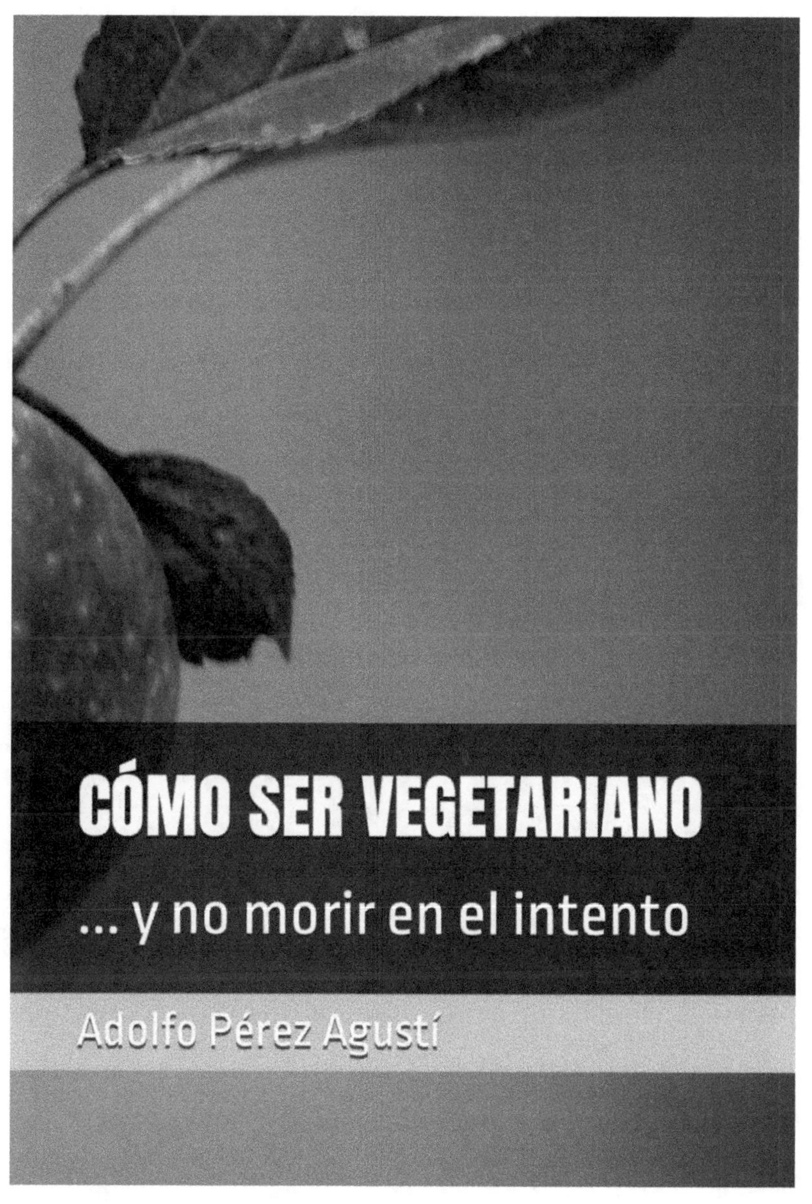
CÓMO SER VEGETARIANO
... y no morir en el intento
Adolfo Pérez Agustí

www.ingramcontent.com/pod-product-compliance
Lightning Source LLC
LaVergne TN
LVHW050548160826
845677LV00011B/2232